LEÇONS

SUR LES

MALADIES DE LA PEAU

PROFESSÉES À L'HOPITAL SAINT-LOUIS

Par le docteur HARDY,

Médecin de l'hôpital Saint-Louis, professeur agrégé à la Faculté de médecine de Paris,
Chevalier de la Légion d'honneur.

Rédigées et publiées

Par le docteur Léon MOYSANT,

Ancien interne des hôpitaux.

REVUES ET APPROUVÉES PAR LE PROFESSEUR.

DARTRES. SCROFULIDES. SYPHILIDES.

PARIS

F. CHAMEROT, LIBRAIRE,
Rue du Jardinet, 13.

A. DELAHAYE, LIBRAIRE,
Place de l'École-de-médecine, 23.

1858

LIBRAIRIE F. CHAMEROT.

Leçons théoriques et cliniques sur les affections cutanées parasitaires professées par le docteur Bazin, médecin de l'hôpital Saint-Louis, rédigées et publiées par A. Pouquet, interne des hôpitaux, revues et approuvées par le professeur, 1 vol. in-8 orné de 5 planches sur acier. Prix.   5 fr.

Traité théorique et pratique de l'art des accouchements par P. Cazeaux, Chevalier de la Légion d'honneur, membre de l'Académie impériale de médecine, etc. Ouvrage adopté par le conseil de l'Instruction publique et placé, par décision ministérielle, au rang des livres classiques destinés aux Élèves sages-femmes de la Maternité de Paris. — Sixième édition, 1 vol. grand in-8, 1050 pages, orné de 4 planches sur acier et 130 planches intercalées dans le texte, dessinées par Léveillé, gravées sur bois par Badoureau. — Prix :   11 fr.

Traité pratique d'anatomie médico-chirurgicale, par M. Richet, chevalier de la Légion d'honneur, professeur agrégé à la Faculté de médecine de Paris, etc., 1 vol. grand in-8, avec planches intercalées dans le texte, dessinées par Léveillé, gravées sur bois par Badoureau. — Prix :   12 fr.

Éléments de chirurgie opératoire, ou traité pratique des opérations, par Alphonse Guérin, chirurgien des hôpitaux de Paris, etc. Deuxième édition, 1 vol. in-18 jésus, avec 295 figures intercalées dans le texte, dessinées par Léveillé, gravées sur bois par Badoureau. — Prix :   7 fr. 50

Traité de toxicologie générale et spéciale, médicale, chimique et légale, par C.-P. Galtier, D.M.P, professeur de pharmacologie, etc.

Dans cet ouvrage, l'auteur a embrassé la toxicologie dans son ensemble dans ses rapports avec les diverses branches des sciences physiques, médicales, et la juridiction criminelle. La toxicologie générale résume les principes fondamentaux de cette science. Dans la toxicologie spéciale, chaque poison est considéré sous le point de vue des caractères physiques et chimiques, des effets, des lésions et du traitement : un article est consacré aux rapports, aux questions toxicologiques et aux procédés pour déceler les poisons dans les matières suspectes, les organes, etc. Sous le titre de FAITS PRATIQUES l'auteur fait l'historique de l'empoisonnement et des voies par lesquelles il s'est effectué, cite des observations à l'appui, commentées comme dans un traité de pathologie clinique, de sorte que l'étude de chaque poison forme une espèce de monographie toxicologique.

Toxicologie générale, 1 vol. in-8. Prix : 4 fr. 50.
Toxicologie médicale, chimique et légale, 2 vol. in-8. Prix : 15 fr.
Chacun de ces traités se vend séparément.

Nouveau traité théorique et pratique sur l'art du dentiste, par M. J. Lefoulon, chirurgien dentiste. 1 vol. in-8 avec 130 figures sur bois gravées par Badoureau. — Prix, broché :   4 fr.

Introduction à l'étude de la chimie par le système unitaire, par M. GERHARDT, professeur à la Faculté des sciences de Strasbourg. 1 volume grand in-18 avec planche. — Prix, broché :   4 fr.

Médecine préventive, ou Organisation du service sanitaire, par J. PANET, D.M.P. 1 vol. in-18. Prix :   3 fr

Cure radicale des rétrécissements du canal de l'urèthre, critique des doctrines contemporaines, par le docteur DEBENEY. 1 vol. in-8. Prix :   3 fr.

Manuel de la métallurgie du fer, par C.-J.-B. KARSTEN. 2 volumes in-8 (épuisé). Prix :   24 fr.

Inspirations pulmonaires, ou fumigations internes. Guide pratique de la méthode thérapeutique du docteur J.-M. RICHARD DESRUEZ. 1 volume in-12. Prix :   3 fr.

Recherches sur la végétation appliquée à l'agriculture, par M. BOUCHARDAT, professeur d'hygiène à la faculté de médecine de Paris. 1 vol. in-12. Prix, broché :   2 fr.

Les métaux sont des corps composés. La production artificielle des métaux précieux est possible, est un fait avéré, par C. THÉODORE TIFFEREAU, ancien élève et préparateur de chimie à l'École professionnelle de Nantes. 1 vol. in-12. Prix :   2 fr.

Nouveaux pocédés d'irrigation, de desséchement et de drainage, spécialement applicables à la grande et à la petite industrie agricole ; appareil servant à régulariser l'écoulement des liquides et leurs applications à l'industrie agricole et manufacturière, par C. THÉODORE TIFFEREAU. 1 volume in-8. Prix :   50 c.

Pisciculture, pisciculteurs et poissons, ou Mémoires d'un pisciculteur, par EUGÈNE NOEL. 1 vol. in-18 jésus. Prix :   1 fr. 25

Anatomie des formes extérieures du corps humain, à l'usage des peintres et des sculpteurs, par le docteur J. FAU. 1 vol. in-8, avec un atlas grand in-4 de 24 planches litographiées, dessinées d'après nature. Prix, broché : figures noires, 15 francs ; coloriées,   30 fr.

Nouvel écorché, statuette à l'usage des artistes, par F. CAUDRON, sous la direction du docteur J. FAU. Hauteur de la statuette 70 centimètres. Prix en blanc : 15 fr.; en couleur,   40 fr.

LEÇONS

SUR LES

MALADIES DE LA PEAU

Paris. — Imprimerie de L. Martinet, rue Mignon, 2.

LEÇONS

SUR LES

MALADIES DE LA PEAU

PROFESSÉES A L'HOPITAL SAINT-LOUIS

Par le docteur HARDY,

Médecin de l'hôpital Saint-Louis, professeur à la Faculté de médecine de Paris,
Chevalier de la Légion d'honneur.

Rédigées et publiées

Par le docteur Léon MOYSANT,

Ancien interne des hôpitaux.

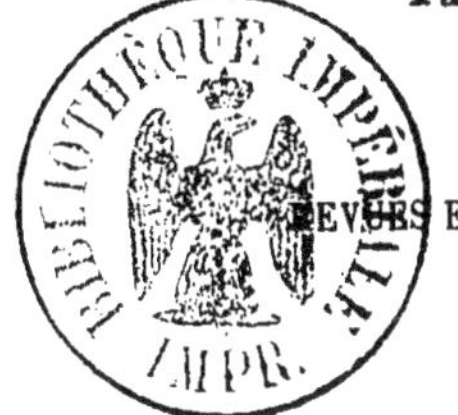

REVUES ET APPROUVÉES PAR LE PROFESSEUR.

DARTRES. SCROFULIDES. SYPHILIDES.

PARIS

F. CHAMEROT, LIBRAIRE,
Rue du Jardinet, 13.

A. DELAHAYE, LIBRAIRE,
Place de l'École-de-médecine, 23.

1858

TABLE ANALYTIQUE.

AVANT-PROPOS.

Pendant de longues années les maladies de la peau ont
été mal étudiées et mal connues : les médecins regardaient
comme au-dessous d'eux de s'occuper de ces affections,
et leur traitement était abandonné aux empiriques et aux
médicastres ; de même que de nos jours nous laissons quelques affections spéciales aux dentistes et aux pédicures.
De cet abandon injuste il en est résulté une ignorance
complète des maladies de la peau. Leur nom était à peine
bien défini, la même dénomination s'appliquant à plusieurs
affections différentes et les mêmes affections étant dénom-
mées par des désignations variées. Quant aux descriptions
relatives à l'aspect, à la marche, aux symptômes concomitants des éruptions, elles laissaient tant à désirer, que c'est
toujours avec une grande peine qu'on parvient à reconnaître une affection déterminée au milieu des détails peu
précis que nous ont laissés les auteurs.

A la fin du siècle dernier, Plenck et surtout Willan ont
commencé à débrouiller ce chaos. Willan et son disciple
Bateman ont régulièrement défini les lésions observées

dans les maladies de la peau ; ils ont donné à la nomenclature de ces mêmes affections une précision parfaite, et par la fidélité de leurs descriptions ils ont permis d'arriver à une grande perfection de diagnostic. Sous cette impulsion, et grâce aux observations, aux leçons, aux publications de Biett, de MM. Gibert, Cazenave, Devergie, les différents aspects des maladies cutanées, leur marche, leur siége habituel ; en un mot, les détails graphiques de ces affections furent trèsbien connus, et l'on arriva, par l'étude analytique des lésions élémentaires des éruptions, à reconnaître et à nommer une maladie de la peau avec autant de facilité et par le même procédé qu'un botaniste parvient à connaître le nom d'une plante en recherchant le nombre et la position des pétales et des étamines.

Ce fut un grand progrès réalisé ; on ne saurait le proclamer assez haut. Mais devons-nous nous en tenir là ? Je suis de ceux qui ne le pensent pas. En étudiant les maladies de la peau, non pas seulement dans leurs manifestations extérieures, mais dans leurs causes et dans leurs rapports avec les autres affections, on ne tarde pas à voir que la forme ne joue qu'un rôle secondaire ; on est forcé de reconnaître qu'une même maladie peut présenter tantôt des vésicules, tantôt des pustules, tantôt des squames, quelquefois même toutes ces lésions à la fois : je citerai pour exemple la gale, dans laquelle on trouve habituellement réunies plusieurs lésions élémentaires, et même l'eczéma, dans lequel on peut rencontrer simultanément des vésicules, des pustules et des squames. C'est qu'au-dessus de la forme il y a le *caractère* particulier de l'éruption, la *nature* qui imprime à la maladie un cachet spécial, tout en déter-

minant, suivant les individus, des éruptions un peu variées.
Cette recherche de la *nature* des affections cutanées avait été
totalement négligée par l'école anglaise. Fondé sur l'étude des
caractères extérieurs, le système de classification de cette
école n'était, à proprement parler, qu'un moyen artificiel
d'arriver au diagnostic ; mais, ainsi posé, ce diagnostic lui-
même était incomplet, il ne faisait connaître qu'une partie
de la maladie, la partie extérieure, en laissant dans l'ombre
la question d'étiologie et de nature. Maintenant que nous
possédons parfaitement la connaissance des caractères graphiques des maladies cutanées, il s'agit d'élucider cette
question de nature ; c'est à former de grands groupes
nosologiques dans lesquels puissent se ranger les diverses
éruptions qu'il faut s'appliquer, et c'est dans la confection
de cette œuvre que réside aujourd'hui le progrès en dermatologie. Il faut qu'on se pénètre bien de cette vérité, que,
pour bien connaître une maladie de la peau, il ne suffit pas
de savoir son nom tiré de son apparence extérieure, mais
qu'il faut encore rechercher à quel groupe naturel elle
appartient ; de même que, dans notre état social, un individu n'est bien connu dans sa personnalité que lorsqu'à son
prénom on peut ajouter son nom de famille. Les éruptions
ont donc aussi leur nom de famille, et c'est ce nom qui
vient nous éclairer sur leur cause, sur leur marche, sur
leurs récidives possibles et sur le traitement qui leur
convient.

Envisagée de cette manière, la dermatologie devient
évidemment pratique ; elle sort de l'histoire naturelle, où
elle s'était réfugiée depuis le commencement de ce siècle,
pour rentrer dans la médecine, dans la vraie médecine,

dans celle qui ne se contente pas de nommer les maladies, mais qui surtout s'efforce de les guérir.

J'avais besoin d'énoncer ces principes de dermatologie générale en tête des leçons qui sont publiées aujourd'hui ; ces principes, qui me guident dans ma pratique et dans mon enseignement, trouvent, en effet, leur application toute spéciale dans l'étude des maladies qui ont fait l'objet de mon cours clinique pendant l'été dernier. Les dartres, les scrofulides, les syphilides, forment trois grandes familles naturelles bien distinctes, mais qui se rapprochent cependant, en ce sens que leurs éruptions sont le résultat d'un état constitutionnel, d'une diathèse spéciale innée ou acquise. C'est surtout dans ces affections, et principalement dans les affections scrofuleuses et syphilitiques, que la forme éruptive tient évidemment la seconde place dans la maladie, et que la question de nature doit être placée au premier rang, relativement à la pathogénie et à la thérapeutique.

Comme on le verra dans mes leçons, j'ai cru devoir reconstituer la classe des dartres si attaquée et si ridiculisée ; j'ai fait encore, sous le nom de *scrofulides*, une classe des affections scrofuleuses, qui peuvent se présenter sous diverses formes élémentaires, comme les syphilides, mais en conservant toujours des caractères communs qui impriment à ces éruptions un air de famille. En agissant ainsi, je me suis placé au point de vue pratique, et je me suis cru obligé de m'écarter du chemin suivi par mes maîtres et mes devanciers, dont plusieurs sont encore mes collègues à l'hôpital Saint-Louis. Relativement à ces derniers, je suis loin de méconnaître les services qu'ils ont

rendus à la dermatologie par leurs travaux et leur enseignement ; mais leur opposition systématique à des idées nouvelles, leur négation des résultats thérapeutiques les plus
évidents, m'ont séparé d'eux, bien à regret, dans plusieurs
questions. Heureusement j'ai trouvé déjà engagé dans la
même voie mon savant et laborieux collègue, M. Bazin,
dont les doctrines de pathologie générale se rapprochent
beaucoup des miennes, et qui s'est chargé récemment,
avec tant de bonheur et de succès de faire ressortir la vérité de nos principes communs, en édifiant à nouveau, dans
un grand intérêt scientifique et pratique, la famille si naturelle des maladies parasitaires.

Je ne veux pas terminer ces lignes préliminaires sans
adresser publiquement mes remercîments à M. le docteur
Moysant, mon ancien interne et mon ami, qui a bien voulu
recueillir mes leçons et qui a cru devoir les publier. En
autorisant cette publication, j'accepte volontiers l'occasion
de soumettre au public médical ma manière de comprendre
les maladies de la peau et ma méthode de les étudier. Dans
ces leçons, qui ne peuvent être considérées que comme un
essai encore incomplet de dermatologie, je désire surtout
qu'on apprécie le côté véritablement pratique sous lequel
j'ai cherché à diriger mes études et mon enseignement.

A. HARDY.

Paris, mai 1858.

LEÇONS

MALADIES DE LA PEAU.

I

INTRODUCTION

A L'ÉTUDE DES MALADIES DE LA PEAU.

LÉSIONS ÉLÉMENTAIRES. — CLASSIFICATION.

Quand on débute dans l'étude des maladies de la peau, on
est frappé tout d'abord du grand nombre de ces affections
et de leurs variétés infinies. Néanmoins, au milieu de cette
confusion apparente, on ne tarde pas à apercevoir quelques
caractères communs qui peuvent servir de point de repère
pour grouper ces affections d'après leurs ressemblances ou
leurs dissemblances. Parmi ces caractères communs nous
trouvons d'abord des formes assez restreintes d'éruptions
bien définies et reconnaissables dans les différents cas ; ces
formes sont surtout bien marquées au début des maladies,
elles se présentent alors avec des caractères tranchés qui
permettent de les reconnaître et de leur donner un nom particulier : ce sont les *lésions* dites *élémentaires* dont le développement, l'évolution, quelquefois même le mélange, con-

1

stituent les aspects variés des maladies cutanées. Aussitôt qu'on aborde l'étude de la dermatologie, il faut faire connaissance avec ces lésions, qui ont été bien étudiées, d'abord par Plenck, puis surtout par Willan et son école, et dont nous devons proclamer l'importance, relativement au diagnostic des maladies de la peau.

Ces lésions élémentaires ou primordiales sont au nombre de onze ; ce sont : 1° les *macules*, qui consistent en une altération de la matière pigmentaire par défaut ou par excès, et qui sont constituées par des taches plates ou saillantes, de couleurs variées, persistantes et non susceptibles de disparaître par la pression du doigt. Ces taches ont une grande ténacité, elles conservent habituellement le même état et ne se transforment pas comme les autres lésions élémentaires ; elles constituent moins de véritables maladies que des difformités de la peau qui sont souvent au-dessus des ressources de l'art. Nous trouvons ces taches dans le *vitiligo*, dans les *éphélides*, dans le *lentigo*, etc.

2° Les *exanthèmes* ou taches exanthémateuses sont d'un rouge plus ou moins intense, d'une étendue variable ; la rougeur pâlit et disparaît momentanément sous la pression du doigt pour reparaître aussitôt que la pression cesse. La coloration rouge présente plusieurs degrés d'intensité et va en diminuant d'une manière graduelle, depuis l'époque de son apparition jusqu'à sa résolution complète. En disparaissant, ces taches s'accompagnent d'une desquamation qui diffère par la durée de celle des affections squammeuses ; dans ces dernières maladies l'épiderme se sèche et s'exfolie incessamment, tandis que dans les exanthèmes, l'exfoliation n'a lieu qu'une fois et souvent aux dépens de l'épiderme qui existait au moment de l'éruption ; celui qui est formé de nouveau a toutes les conditions de durée et ne se détache pas. L'érysi-

pèle, la rougeole, la scarlatine, nous offrent des exemples
de taches exanthématiques. On a pensé que les exanthèmes
étaient causés par une lésion dans la circulation capillaire
de la peau et que la rougeur était le résultat d'une congestion, cette opinion nous paraît assez probable.

3° Immédiatement après les exanthèmes nous trouvons les
vésicules, qui sont de petites saillies acuminées ; transparentes, de la grosseur de la pointe ou au plus de la tête d'une
épingle ; elles sont dues à un soulèvement de l'épiderme
distendu par une sérosité claire, limpide et transparente.
Ces vésicules ont différents modes de terminaison : tantôt le
liquide se résorbe, l'épiderme soulevé s'affaisse, et, à la
place de la vésicule, il ne reste plus qu'une petite tache
jaunâtre qui disparaît elle-même peu à peu ; tantôt la vésicule
se rompt, l'épiderme se déchire et laisse écouler le liquide
séreux qu'il contenait ; ce liquide, quoique clair et limpide, est
cependant très plastique, et il se concrète alors sous forme
de croûtes qui peuvent se renouveler plusieurs fois. Si ces
croûtes se détachent prématurément ou si elles sont enlevées par des topiques, on trouve au-dessous d'elles des ulcérations superficielles ; d'autres fois, enfin, les vésicules
augmentent de volume, la sérosité se change en pus et alors
il se forme une véritable pustule. Les vésicules sont la lésion
élémentaire habituelle de l'eczéma. On a voulu expliquer la
formation des vésicules par l'inflammation des conduits sudorifères, mais l'auteur de cette théorie, M. Cazenave, n'a
apporté aucune preuve anatomique à l'appui de sa manière
de voir qui reste une pure hypothèse peu probable d'ailleurs ;
nous aurons occasion de revenir sur cette question de pathogénie, à propos de l'eczéma, nous voulons seulement nous
élever ici contre cette facile méthode d'anatomie pathologique
qui substitue aux dissections et aux recherches microscopi-

ques l'hypothèse et la fantaisie. En médecine positive il vaut mieux avouer son ignorance sur un point que de chercher à la cacher par des hypothèses sans fondement.

4° Les *bulles* ne sont à proprement parler qu'une exagération des vésicules ; ce sont de larges soulèvements de l'épiderme du volume d'une noisette, d'une noix, d'un œuf et plus, renfermant également un liquide séreux. Comme les vésicules, les bulles peuvent se terminer par la résorption du liquide, par l'ulcération et par la transformation de la sérosité en liquide purulent. De même que l'on a considéré les vésicules comme le résultat de l'inflammation de l'extrémité des conduits sudorifères, de même M. Cazenave et son école ont regardé les bulles comme dépendant de l'inflammation simultanée d'un assez grand nombre de ces conduits ; ce que nous venons de dire à propos des vésicules s'applique également aux bulles, on ne peut véritablement concevoir comment l'inflammation des petits canaux sudorifères pourrait donner lieu à des lésions aussi considérables que celles qui existent dans les *bulles*. Nous trouvons un exemple de *bulles* dans le *Pemphigus*.

5° Dans un cinquième rang nous trouvons les *pustules*, petites tumeurs arrondies, formées par l'épiderme soulevé par du pus. La résorption est rare dans les pustules ; ordinairement elles se rompent et le liquide concrété forme des croûtes jaunes, brunes et épaisses, recouvrant une ulcération arrondie. Tantôt les ulcérations sont petites, rapprochées et confluentes, comme dans l'impétigo, elles sont dites alors *psydraciées ;* tantôt au contraire, volumineuses, vivement enflammées, elles sont isolées et discrètes, comme dans l'ecthyma, on les appelle *phlysaciées.* Les pustules se rencontrent dans l'ecthyma, dans l'acné, dans la variole, etc. L'école dite anatomique a voulu attribuer à l'inflammation des folli-

cules sébacés la formation des pustules ; il est possible que
certaines pustules, comme celles de l'acné, dépendent de la
phlegmasie des follicules sébacés, mais c'est aller bien au
delà des faits démontrés que de vouloir généraliser et attribuer la formation de toutes les pustules à l'inflammation
folliculeuse. Si je voulais discuter ici cette opinion, je n'au-
rais qu'à citer l'exemple des pustules d'ecthyma qui se deve-
loppent dans des parties où les anatomistes nient l'existence
des folliculessébacés ; dans la paume de la main, par exemple.

6° Les *papules* forment la sixième catégorie de lésions
élémentaires. Ce sont de petites saillies pleines et fermes,
acuminées, ne renfermant pas de liquide, mais pouvant en
sécréter, lorsque les malades viennent à excorier le sommet
de ces petites élevures avec leurs ongles. Les papules existent
dans le strophulus, dans le lichen, dans le prurigo. On a considéré les papules comme une affection des papilles nerveuses
de la peau, à cause de la démangeaison qui les accompagne et
qui fait supposer une lésion des appareils nerveux de la peau ;
en l'absence de lésions évidentes des papilles, reconnues par
les dissections et le microscope, nous refusons de voir dans les
papules une altération du corps papillaire. Pour localiser
ainsi le siége des papules, la considération de la démangeaison ne suffit pas, car ce symptôme existe à un degré
souvent aussi prononcé dans d'autres affections non papuleuses, dans l'eczéma, par exemple, dont la lésion élémentaire
est constituée habituellement par des vésicules.

7° Les *squames* ne sont autre chose que des débris d'épiderme altéré ; elles forment des lamelles sèches, ordinairement blanches, ou grisâtres, tantôt petites, minces et furfuracées (pityriasis), tantôt larges, épaisses, imbriquées les unes
sur les autres et d'un blanc nacré (psoriasis). Sans crainte
d'erreur on peut localiser les squammes dans l'épiderme

8° Le huitième ordre des lésions élémentaires comprend les *tubercules*, mot impropre, à cause de sa signification pathologique ordinaire, et qu'il vaudrait mieux remplacer par le mot *tubérosité*, ainsi que l'avait proposé Requin. Quoi qu'il en soit, les tubercules sont de petites tumeurs globuleuses, fermes ou molles, ne contenant pas de liquide primitivement et paraissant formées dans les parties profondes du derme. Tantôt elles diminuent peu à peu par une absorption insensible et finissent par disparaître, tantôt elles se ramollissent, s'ulcèrent et peuvent donner lieu à des pertes de substance assez profondes et assez étendues.

Les altérations de la peau que nous venons d'indiquer constituent les lésions élémentaires généralement admises, les lésions élémentaires classiques décrites par Willan, Bateman, Biett et ses élèves. Nous avons cru devoir en ajouter trois autres qui sont :

9° Les taches *hématiques* (purpura) constituées par un épanchement de sang dans le tissu même de la peau et formant des taches rouges, violettes, rouillées qui ne disparaissent pas sous la pression du doigt.

10° Les produits altérés de la sécrétion sébacée, qui se présentent soit sous la forme d'une huile répandue sur la surface cutanée (acné sébacée fluente), soit sous la forme de concrétions semblables à de la cire séchée et durcie (acné sébacée concrète). Ces altérations ne rentrent évidemment dans aucune des lésions élémentaires classiques.

11° Dans la onzième et dernière classe nous rangeons toutes les productions parasitaires animales ou végétales (acarus de la gale, achorion du favus, trichophyton de l'herpès, etc.). Outre les caractères spéciaux que le microscope nous fait connaître sur chacun de ces parasites, les affections qui en sont les suites s'offrent à nous avec des formes particulières, avec une physionomie à part, qui suffisent pour les distinguer entre elles et pour les séparer des autres maladies de la peau.

Nous venons de vous exposer le tableau des lésions anatomiques élémentaires qui se rencontrent dans toutes les maladies de la peau quelles qu'elles soient. Or, nous le répétons, l'évolution et le mélange de ces lésions initiales constituent les différentes variétés des affections cutanées. Dans le début des maladies il est ordinairement facile de reconnaître ces lésions initiales; mais plus tard cette recherche est plus difficile, ces altérations se transforment, elles se mélangent même les unes aux autres et il en résulte souvent, suivant l'heureuse expression de M. Devergie, des maladies composées que nous devons admettre dans la pratique médicale.

Le travail d'analyse auquel nous venons de nous livrer pour examiner les maladies cutanées, à leur état de plus grande simplicité, ne suffit pas pour avoir une idée complète de cette classe de maladies. Il nous faut maintenant envisager notre sujet à un point de vue tout opposé, il nous faut considérer les affections de la peau dans leur ensemble de manière à les coordonner et à les classer; cette classification est indispensable, et son absence chez les anciens auteurs est la cause de l'obscurité qui a régné longtemps dans l'étude de la pathologie cutanée : les maladies qui en font partie étaient décrites sans ordre, leur nom lui-même n'était pas bien défini, la même dénomination s'appliquant évidemment à des maladies différentes et les affections semblables étant souvent désignées par des noms variés.

La classification et la nomenclature des maladies de peau est de date récente; et ce n'est qu'à partir des essais tentés dans cette direction qu'on a commencé à mieux connaître ces affections; ou, ce qui serait plus juste à dire, c'est lorsque l'observation exacte a permis de mieux étudier leurs caractères qu'on a pu songer à les classer.

La manière de considérer les maladies de la peau dans leur ensemble et les bases de classification, ont d'ailleurs été envisagées différemment par les différents auteurs qui s'en sont occupés. Si nous cherchons à nous rendre compte des principaux essais en ce genre nous verrons que Turner, un des premiers, en 1714, eut l'idée de classer les maladies cutanées en les divisant en deux grandes classes : 1° les maladies du cuir chevelu ou *teignes;* 2° les maladies de la surface du corps ou *dartres.* Nous retrouvons encore dans le monde la trace de cette classification uniquement basée sur le siége : tous les jours il vous arrivera d'entendre appeer teigne, toute maladie du cuir chevelu, et dartre, toute maladie de la peau des autres parties du corps. Plus tard, en 1776, Plenck, médecin de Vienne, attachant de l'importance à l'aspect extérieur des maladies de peau, les divisa en quatorze groupes ; mais il eut le tort de prendre pour base de sa classification des altérations qui ne sont pas toutes des lésions distinctes et dont quelques-unes ne sont que des produits, des phases d'une autre lésion ; telles sont les croûtes, les ulcérations qui ne sont que les produits d'une inflammation arrivée à un certain degré. Néanmoins cette classification, basée sur une analyse mieux faite des altérations observées sur la peau malade, doit être considérée comme un progrès et regardée comme le véritable point de départ des classifications anatomiques.

A peu près à la même époque, c'est-à-dire en 1777, Lorry, en France, tentait une classification des affections cutanées, d'après la nature présumée de ces affections. Il les divisait en maladies de la peau provenant d'une cause interne, et en maladies de la peau provenant d'une cause externe. De même que la classification de Plenck est le point de départ des classifications basées sur les lésions anatomiques, de même Lorry doit être regardé comme le premier auteur des classifications basées sur la nature des maladies.

Quelques années plus tard, au commencement de ce siècle, Willan, médecin d'un dispensaire de Londres, appela de nouveau l'attention sur les maladies de la peau, décrivit avec soin les lésions initiales de ces affections, et proposa ensuite une classification méthodique, qui, comme celle de Plenck, fut basée exclusivement sur ces lésions élémentaires. Cette classification comprenait les huit premières classes que nous avons énumérées, savoir : les macules, les exanthèmes, les vésicules, les bulles, etc. La doctrine de Willan fut développée et complétée par son disciple Bateman, et popularisée en France par Biett, et par ses élèves MM. Cazenave, Schedel, Gibert, etc.

Cette classification anatomique de Willan eut incontestablement un grand avantage, ce fut d'apporter dans la dénomination de chaque espèce de maladie de peau une plus grande précision, et, en partant d'un point de départ bien déterminé, de donner au diagnostic un degré de perfection qu'il n'avait pas auparavant. Mais, à côté de ces avantages, elle présente des défauts irrécusables, qui sont devenus plus évidents à mesure qu'on avançait davantage dans l'étude de la dermatologie. D'abord on fait jouer à la lésion initiale un rôle trop exclusif et trop absolu, et l'on n'y tient pas assez compte de ses complications et de son développement ultérieur ; or la lésion élémentaire est souvent de peu de durée, elle existe un jour, et le lendemain on ne peut plus la constater, soit qu'elle ait disparu, soit qu'elle se soit modifiée ; quelquefois même elle n'existe pas. De plus, dans cette classification, des maladies tout à fait semblables par leur nature sont rangées dans des classes différentes et souvent éloignées, tandis que d'autres tout à fait dissemblables sont placées l'une à côté de l'autre dans le même groupe. Nous donnerons pour exemples la rougeole, la varicelle et la variole, maladies dont on ne peut contester la parenté et qui figurent, la première dans l'ordre des exanthèmes, la seconde dans celui des vésicules, la troisième parmi les maladies pustuleuses; d'une autre part nous voyons la variole, fièvre éruptive, placée dans l'ordre des pustules, à côté de l'ecthyma et de l'impétigo, maladies bien différentes d'origine. Enfin le dernier reproche qu'on peut lui adresser, c'est l'impossibilité de tirer de cette classification aucune induction thérapeutique. Ces reproches sont tellement fondés, au point de vue pratique, que MM. Cazenave et Devergie, qui l'ont admise pendant longtemps et qui l'ont défendue chaleureusement, l'ont à peu près abandonnée aujourd'hui.

Cette classification de Willan et de Biett eut un immense succès, mais elle ne fut pas admise sans contestations. Un ancien médecin en chef de l'hôpital Saint-Louis, Alibert, professeur éloquent et auteur ingénieux, se mit à la tête de l'opposition, et faisant ressortir les inconvénients que nous venons de signaler, s'appuyant surtout sur le peu de durée des lésions élémentaires et sur leurs transformations, faisant ressortir l'inconvénient d'une classification fondée sur un seul caractère, en proposa une autre basée sur l'ensemble des phénomènes et sur les caractères généraux des maladies. Il compara la classification anatomo-pathologique aux systèmes de classifications botaniques établis sur la considération d'un seul organe, il chercha à faire pour les maladies de la peau ce que Jussieu avait entrepris avec tant de succès pour la botanique, et il eut la prétention d'édifier une méthode naturelle de classification dermatologique basée sur les caractères communs des maladies d'après les causes, les phénomènes prédominants, la marche, les indications curatives, en plaçant dans la même classe les affections présentant sous ces rapports une véritable ressemblance. Malheureusement Alibert eut le grand tort de présenter sa classification sous une forme bizarre et de changer les noms adoptés par tout le monde, pour leur en substituer d'autres nouveaux, peu harmonieux et difficiles à prononcer. Ainsi il représenta sa classification sous la forme d'un arbre, l'*arbre des dermatoses*, le tronc figurant la peau, les branches représentant les genres, les rameaux les espèces et les ramuscules les variétés. Cette figure de l'arbre des dermatoses, ces dénominations barbares proposées par Alibert, prêtaient au ridicule et firent grand tort à la classification naturelle ; on l'oublia, et pendant plusieurs années dans les cours, dans les ouvrages classiques, la doctrine des lésions élémentaires plus simple, plus facile en apparence, fut généralement adoptée ; mais à mesure qu'on avança dans l'étude approfondie des maladies de la peau, on ne tarda pas à sentir, sous le rapport pratique, l'insuffisance de la classification anglaise ; les élèves les plus dévoués de Biett, dévièrent peu à peu de la direction adoptée par leur maître, et se rapprochèrent sans l'avouer de la méthode naturelle proposée par Alibert. Cette méthode est, en effet, la plus philosophique ; elle permet de ranger les maladies d'après leurs affinités et leurs dissemblances naturelles, c'est la seule manière véritablement pratique de considérer les maladies de la peau, c'est la seule qui soit féconde en résultats thérapeutiques. C'est vous dire que nous adoptons cette base de classification et que nous considérons les maladies de la peau d'après ce point de vue pratique, faisant bon marché des détails et des apparences anatomiques variables dans les mêmes affections, pour nous attacher aux causes, aux phénomènes principaux et aux indications thérapeutiques. Peu nous importe qu'une maladie cutanée se présente avec des vésicules ou des pustules, l'essentiel pour le vrai médecin qui veut connaître une maladie pour s'efforcer de la guérir, c'est de savoir si elle est accidentelle ou constitutionnelle, si elle doit disparaître spontanément, au bout d'un temps déterminé, ou si, au contraire, elle ne doit céder qu'à un traitement méthodique.

Envisageant les maladies cutanées dans leur ensemble d'après cette manière de voir, nous croyons que la première chose à faire, en abordant leur étude, c'est de les classer, de reconnaître les affinités, qui, au milieu du grand nombre de ces affections, permettent d'établir de l'ordre et de véritables points de repère. Nous proposerons donc une classification naturelle, qui se rapproche en plusieurs points de celle d'Alibert, et nous rangerons ces maladies en dix classes.

PREMIÈRE CLASSE. *Macules, difformités.* — La première classe comprend un certain nombre de difformités de la peau qui sont souvent congénitales ou héréditaires, et qui ne s'élèvent qu'accidentellement au rang de maladies. Dans cette catégorie nous trouverons toutes les lésions de coloration, macules, taches de rousseur, éphélides, vitiligo, lentigo; certaines tumeurs, verrues, molluscum; on doit y ajouter encore l'ichthyose et la kéloïde. Ces lésions ne réclament généralement aucun traitement médical. Si on veut les guérir, lorsqu'elles sont locales, il faut chercher à les détruire par l'incision ou les caustiques.

2e CLASSE. *Inflammations locales.* — Ce sont, comme leur nom l'indique, de simples inflammations locales, sans aucune relation avec un état général quelconque. Il y a bien quelquefois au début un mouvement fébrile, mais peu intense, et le plus souvent éphémère. Dans ce groupe nous trouvons l'érythème, l'urticaire, l'herpès, l'ecthyma, le pemphigus, etc. La thérapeutique de ces affections est simple. Des antiphlogistiques légers, locaux et généraux suffisent le plus souvent.

3ᵉ CLASSE. *Maladies parasitaires.* — Dans la troisième classe nous rencontrons des affections encore purement locales, mais dues à la présence d'un parasite, animal ou végétal (gale, sycosis, herpès circiné, favus). L'indication thérapeutique est précise, elle repose tout entière sur la destruction du parasite.

4ᵉ CLASSE. *Fièvres éruptives.* — Cette classe renferme des affections qui ne sont plus localisées comme les précédentes, mais qui se rattachent à une cause générale, à l'introduction dans l'économie d'un virus particulier à chaque maladie ; telles sont la scarlatine, la rougeole, la variole, etc. L'éruption cutanée est précédée et s'accompagne de phénomènes généraux plus ou moins intenses. Pour le traitement, on doit respecter le travail organique qui constitue la maladie principale et combattre les complications.

5ᵉ CLASSE. *Éruptions symptomatiques.* — Ici l'éruption n'est qu'accessoire et n'occupe qu'une place très secondaire dans l'histoire de la maladie; nous rangerons dans ce groupe l'herpès labialis, les taches rosées de la fièvre typhoïde, les sudamina, le purpura. Le traitement devra s'adresser à la maladie principale.

6ᵉ CLASSE. *Dartres.* — Les dartres qui constituent la sixième classe dépendent d'un état particulier, d'une disposition générale de l'économie, que l'on appelle diathèse dartreuse. Les maladies dartreuses sont : l'eczéma, le psoriasis, le lichen, le pityriasis ; dans ces maladies constitutionnelles la nécessité d'un traitement général et spécial ressort d'une manière évidente.

7ᵉ CLASSE. *Scrofulides.* — Immédiatement après les dartres nous devons placer une classe de maladies bien importantes, et qui est également due à une diathèse particulière, à la diathèse scrofuleuse ; et nous avons proposé d'appeler scrofulides ces manifestations cutanées. Aux modificateurs locaux s'ajoute nécessairement le traitement général de la diathèse.

8ᵉ CLASSE. *Syphilides*. — La huitième classe est formée par les syphilides qui sont aussi dues à une diathèse, non plus nécessairement innée et héréditaire, mais ordinairement acquise, à la diathèse syphilitique. C'est à Biett que nous devons nos premières notions sur ces maladies ; le traitement est celui de la syphilis.

9ᵉ CLASSE. *Cancers*. — Dans le dixième groupe nous placerons le cancer de la peau ; outre les différentes formes de cancer dont la peau peut être affectée, la plus commune est celle qui est désignée sous le nom de *cancroïde*. L'indication thérapeutique est également précise : la partie de la peau affectée de cancer doit être enlevée par l'instrument tranchant ou le caustique, et d'après une expérience ancienne nous avouons, dans ce cas, notre prédilection pour le dernier moyen.

10ᵉ CLASSE. *Maladies exotiques*. — Dans la dixième classe nous rangerons les affections qui ne s'observent pas dans nos climats et que l'on ne rencontre que dans d'autres contrées présentant des conditions climatériques tout à fait différentes des nôtres (lèpre tuberculeuse, pyan, etc.).

Telle est la classification que nous proposons et à l'aide de laquelle nous comptons étudier avec vous les maladies de la peau. En l'entendant exposer on peut déjà saisir ses avantages pratiques ; d'après cette méthode, en effet, une maladie cutanée étant donnée, en la classant dans un des groupes que nous avons admis, on a immédiatement une idée nette sur sa nature, sur son pronostic et sur son traitement. Ainsi avons-nous affaire à un érythème ou à un ecthyma, maladie rangée dans les inflammations locales, il ne faut pas tourmenter le malade par des médications perturbatrices intempestives qui pourraient avoir une mauvaise influence sur la santé générale : quelques antiphlogistiques locaux ou généraux suffiront le plus souvent pour aider à la disparition de la maladie. L'affection appartient-elle à la classe des maladies parasitaires, l'essentiel est de détruire le parasite. L'éruption au contraire est-elle une syphilide ou une scrofulide, les moyens locaux sont accessoires, le traitement général dirigé contre la diathèse occupe le premier plan. Ces exemples suffisent évidemment pour faire ressortir l'importance pratique des divisions que nous avons proposées et le côté véritablement médical de notre classification : à l'aide de la doctrine anatomo-pathologique dite des lésions élémentaires on arrivait au diagnostic des maladies de la peau ; en envisageant ces affections ainsi que nous le proposons, on arrive à les connaître et à savoir de suite à l'aide de quel ordre de moyens on pourra parvenir à les traiter avec succès.

II

DARTRES.

DES AFFECTIONS DARTREUSES EN GÉNÉRAL.

Sous le nom de *dartres*, nous allons parler d'affections qui se manifestent habituellement sur la peau et qui prennent leur origine dans un vice particulier de l'économie qu'on peut appeler *diathèse dartreuse*.

Le mot *dartre* est un vieux mot français qni a remplacé les mots grec et latin *herpès*. Par ces mots qui n'avaient aucune signification précise, les anciens désignaient des maladies de la peau chroniques et ayant de la tendance à se généraliser. C'est pourquoi le mot dartre manqua d'abord de précision et ne présenta guère d'autre idée que celle de chronicité. Aussi lorsque Willan et Bateman voulurent débrouiller le chaos de la pathologie cutanée et apporter plus de netteté et d'exactitude dans la définition des termes sous lesquels étaient connues ces maladies, ils montrèrent sans peine tout ce que le mot *dartre* avait de vague et d'indéterminé ; mais au lieu de chercher à lui donner un sens plus restreint et une signification plus précise, ils le jugèrent inutile et le supprimèrent du vocabulaire nosologique. Cependant, malgré les efforts de l'école anglaise et de ses représentants en France, Biett, MM. Gibert, Cazenave et Devergie, cette proscription ne put être définitive ; d'abord Alibert tenta, sans beaucoup de succès, il est vrai, de le réhabiliter dans le langage scientifique, et, d'un autre côté, ce mot *dartres* est toujours resté dans le public avec sa signification de maladies invétérées et constitutionnelles de la peau. C'est là qu'il nous a fallu le reprendre pour lui restituer son rang et sa place dans la nosologie cutanée.

Mais cette place ne peut être légitime qu'à la condition de donner une signification précise à l'expression que nous cherchons à rétablir. Comprenant cette nécessité, nous appellerons *dartres* des affections de la peau à lésions élémentaires différentes, non contagieuses, se transmettant souvent par voie d'hérédité, se reproduisant d'une manière presque constante, présentant pour symptôme principal des démangeaisons, disposées à s'étendre, à marche habituellement chronique, et dont la guérison a lieu sans cicatrices, bien qu'elles s'accompagnent souvent d'ulcérations. D'après l'ensemble de ces caractères : hérédité, récidive, facile tendance à s'étendre à la surface du corps, etc.; on arrive logiquement à penser que les dartres ne sont point dues seulement à un état local, mais bien à une disposition générale de l'économie que les anciens appelaient *vice dartreux*, quelquefois même *virus dartreux*. Cette dernière expression était assurément impropre, puisque les produits de la manifestation dartreuse n'ont pas le caractère essentiel des virus, savoir : la transmissibilité par l'inoculation. Aussi le virus dartreux servit-il longtemps de base aux attaques contre la classification d'Alibert. Pour nous, rejetant le mot de virus, nous croyons devoir adopter l'existence de la diathèse dartreuse dont personne aujourd'hui ne saurait nous contester la réalité, et nous croyons que le mot *dartres* s'applique à une famille très naturelle d'affections cutanées.

Souvent la diathèse dartreuse est complétement latente ; mais dans un grand nombre de cas, pour un observateur attentif, même 'en dehors des moments d'éruption, elle se produit par des caractères particuliers, par des accidents spéciaux qui n'ont pas encore suffisamment attiré l'attention, et que je vais chercher à faire connaître.

Symptômes.—Les personnes *dartreuses*, bien qu'ayant en apparence tous les attributs de la bonne santé, sont cependant dans un état particulier qui n'est pas la santé parfaite. Leur enveloppe cutanée est habituellement sèche, et la transpiration ne s'y produit que difficilement et d'une manière passagère. Souvent aussi la peau est le siége de démangeaisons vives, même en l'absence d'éruption. Ces démangeaisons se montrent plus particulièrement à l'anus où elles peuvent acquérir une grande intensité. L'appétit est généralement très développé, et c'est un fait parfaitement connu que les dartreux consomment une quantité d'aliments bien plus considérable que d'autres malades placés dans des conditions analogues, c'est-à-dire exempts de fièvre. Une autre particularité importante, c'est la susceptibilité extrême de la peau, et la facilité avec laquelle elle éprouve l'influence des causes les plus légères et les plus fugaces. Tantôt c'est une excitation générale : excès alcooliques, veilles, usage de café, de certains aliments (charcuterie, homard, écrevisses, moules, etc.); tantôt c'est un excitant local, frictions irritantes, application d'un emplâtre, etc., qui donnent lieu à une éruption souvent éphémère, et non de nature dartreuse, mais qui révèle une prédisposition particulière de l'économie et l'existence d'un vice latent qui n'a besoin que d'une occasion favorable pour se manifester. Cette susceptibilité excessive de la peau doit rendre les malades circonspects dans le choix et l'usage de leurs aliments, et le médecin prudent et réservé dans l'emploi de certains moyens locaux, dans le cas de maladie.

L'apparition de ces différents phénomènes est presque

toujours l'indice d'une manifestation plus ou moins prochaine de la diathèse dartreuse. Enfin celle-ci éclate. Elle est alors caractérisée par diverses sortes d'éruptions cutanées : vésicules, papules, squames, mais ces lésions élémentaires ne sont jamais isolées, de manière à former des éruptions à caractères anatomiques constants. Le plus souvent elles sont associées et unies, soit momentanément, soit pendant tout le cours de la maladie. C'est pourquoi nous n'attribuons point à ces manifestations primitives toute l'importance que leur accordaient Willan, Bateman, Biett et ses élèves. Une fois développées, les dartres restent rarement circonscrites à un seul point du corps ; elles ont une grande tendance à se montrer sur plusieurs régions à la fois ou à envahir une grande partie de la surface du corps, soit que la maladie gagne de proche en proche, soit qu'elle se développe simultanément ou successivement sur des points plus ou moins éloignés les uns des autres. Un autre caractère plus important de ces maladies, c'est la symétrie avec laquelle elles se développent fréquemment, c'est-à-dire que souvent elles affectent deux parties correspondantes de chaque côté du tronc ou des membres.

Le troisième caractère est l'existence de démangeaisons ; celles-ci acquièrent parfois une intensité qui les rend atroces et insupportables, et en fait un véritable supplice pour les malheureux malades, surtout la nuit où elles occasionnent des insomnies cruelles et énervantes. Ordinairement elles diminuent le matin, mais elles s'exaspèrent le soir ; d'autres fois ce sont des cuissons fort douloureuses, même des élancements.

Ces différentes sortes d'éruptions sont généralement accompagnées d'ulcérations, quelquefois assez étendues en surface, mais peu profondes, et qui se guérissent toujours sans cicatrices. Dans certains cas, ces ulcérations laissent après elles

des taches rougeâtres ou violacées qui ne sont autre chose
qu'une altération passagère. Ces taches persistent quelque
temps pour s'effacer elles-mêmes complétement, et la peau
reparaît aussi saine qu'auparavant. C'est ce qu'on observe
souvent au visage des jeunes enfants, dans ces cas d'impétigo
qui forment un masque de croûtes épaisses dont les parents
s'effraient, comme devant amener des cicatrices difformes,
et qui pourtant guérissent sans laisser aucune trace.
Ajoutons cependant que dans quelques cas, principalement
aux extrémités inférieures, les maladies dartreuses peuvent,
en disparaissant, laisser des taches bleuâtres ou noires qui
persistent indéfiniment.

Ce n'est pas d'ailleurs seulement à la surface de la peau
que les affections dartreuses se montrent et s'étendent ; on
les voit encore gagner les membranes muqueuses qui se
continuent directement avec le tégument externe, et qui
tapissent les cavités ouvertes à l'extérieur. Ainsi les dartres
du visage gagnent tantôt la muqueuse oculaire où elles
déterminent une inflammation spéciale, tantôt la muqueuse
buccale où elles produisent une espèce de stomatite dartreuse, tantôt encore le conduit auditif externe qui se sèche,
s'indure, et de là un léger degré de surdité. Les dartres des
parties inférieures du corps envahissent souvent l'anus, dans
les deux sexes, la vessie et le vagin chez la femme ; il en
résulte des leucorrhées très intenses, très rebelles, qui doivent
être également regardées comme de nature dartreuse. Enfin
on a encore vu associées aux dartres quelques autres affections internes : des phénomènes de toux, une laryngite et
une pharyngite granuleuse, observées par plusieurs médecins
parmi lesquels je placerai MM. Bouland, Fontan et Gueneau
de Mussy ; une bronchite chronique avec sécrétion abondante
de la muqueuse bronchique ; on a même observé quelquefois

une espèce de balancement entre la bronchite et les dartres, entre la gastralgie ou la gastro-entérite et les mêmes affections. Chez quelques malades on n'a pu triompher de certains phénomènes graves, tels qu'une toux opiniâtre, qu'en rappelant l'éruption cutanée, à l'aide de bains sulfureux. Maintenant ces bronchites, ces gastrites et ces entérites dartreuses sont-elles aussi fréquentes que le pensaient autrefois certains auteurs qui, dans la crainte de maladies internes, avaient érigé en principe qu'on ne devait pas tenter la guérison des dartres? Nous ne le croyons pas; l'opinion que nous venons de citer est l'exagération d'un fait vrai, qu'il ne faut accepter que dans les limites exceptionnelles où nous l'avons circonscrit. Il est rare que les dartres s'accompagnent de phénomènes généraux, il faut en excepter cependant le moment du début, dans le cas où elles revêtent momentanément la forme aiguë; elles se montrent alors avec un peu de malaise général, de la courbature et de la fièvre : cela ne s'observe guère que dans l'eczéma et plus particulièrement dans l'*eczema rubrum*.

Marche. — La marche des affections dartreuses est essentiellement chronique. Cependant ce n'est pas à dire que, dans certains cas exceptionnels, elles ne puissent prendre une forme aiguë. Cet état aigu s'observe particulièrement dans quelques variétés d'eczéma et d'impétigo qui ne durent que six semaines ou deux mois, limites extrêmes assignées aux maladies aiguës. Mais, nous le répétons, dans la majorité des cas la maladie se prolonge avec une intensité variable, pendant des mois et des années. Rien de plus commun que de voir des malades qui sont tourmentés pendant toute leur vie, avec quelques intervalles plus ou moins longs de rémission.

Nous sommes naturellement amenés à parler des récidives

qui sont un des caractères fondamentaux du groupe d'affections dont nous nous occupons. La récidive est en quelque
sorte une circonstance fatale de la *diathèse dartreuse* et l'on
peut affirmer, sans crainte d'être démenti par les faits, que
la guérison d'une éruption dartreuse, après une seule atta-
que, est une très rare exception. Aussi lorsque vous obser-
verez la maladie chez une personne d'un certain âge, vous
pouvez avancer d'une manière à peu près certaine que l'éruption actuelle a déjà été précédée d'une ou de plusieurs autres
semblables. Du reste, de toutes les manifestations dartreuses,
la plus tenace, celle qui se reproduit avec le plus d'opiniâtreté, c'est assurément le psoriasis. Chaque fois donc que
vous aurez fait disparaître une éruption dartreuse, soyez bien
persuadés que vous n'aurez triomphé que de la manifestation
locale, mais nullement de la diathèse. L'époque et le mode
de succession des récidives sont extrêmement différents, ils
sont subordonnés à des conditions de tempérament, d'âge,
de régime, de genre de vie et d'habitude qui varient avec
les individus ; quelquefois les récidives se montrent au bout
de quelques semaines, ou de quelques mois, d'autres fois
au bout de plusieurs années, dans certains cas après quinze
ou vingt ans.

Terminaisons. — Après les détails dans lesquels nous venons
d'entrer, il nous reste peu de choses à dire sur les terminaisons. La guérison est très rare, avons-nous dit, cependant il
en existe des exemples, soit que la maladie ait cédé à un
traitement convenable et longtemps prolongé, soit qu'elle ait
disparu spontanément, par suite d'une modification profonde
de l'économie survenue sous l'influence de conditions hygiéniques favorables qui ont, pour ainsi dire, usé la *diathèse
dartreuse.* — Mais, dans ces cas exceptionnels, il faut être
très circonspect et très réservé, si l'on veut éviter une illusion

fâcheuse, car le plus souvent la diathèse est latente, elle sommeille et il suffit d'une cause accidentelle d'une certaine énergie pour la faire paraître à l'extérieur.

Diagnostic. — Dans le diagnostic des affections dartreuses, il ne faut pas se borner à l'examen des caractères extérieurs que l'on appelle lésions élémentaires, il faut d'abord considérer l'ensemble extérieur de la maladie, son étendue, son mode de développement et l'existence de démangeaisons, mais il faut surtout interroger l'état général du malade et remonter aux antécédents du côté des ascendants et même des descendants, afin de constater l'existence de la diathèse. Celle-ci une fois reconnue, on détermine les différentes formes de la manifestation, et c'est alors que les lésions locales prennent leur importance réelle et que l'on apprécie, à leur juste valeur, la sécrétion séreuse de l'eczéma, la rudesse spéciale du lichen, les squames larges et épaisses du psoriasis, les squames fines et furfuracées du pityriasis. Quant au diagnostic précis des variétés, il est souvent fort difficile, comme nous le dirons plus tard, et du reste de fort peu d'importance pour le traitement. Répétons-le, au point de vue pratique, l'essentiel est de reconnaître le nom de famille des maladies cutanées.

Pronostic. — Les dartres par elles-mêmes ne sont pas graves, en ce sens qu'elles ne compromettent pas sérieusement la vie, du moins dans l'immense majorité des cas. Ce sont plutôt des maladies gênantes que dangereuses. Cependant chez les vieillards elles ont une certaine gravité, à cause de la faiblesse qu'elles occasionnent, soit par les insomnies, soit par l'abondance des sécrétions, comme il arrive dans l'eczéma ; cette débilité chez ces malades a d'autant plus d'inconvénient qu'elle s'ajoute à celle de l'âge et vient encore diminuer leur force de résistance aux influences morbides.

Ici se présente une question longtemps débattue et diversement résolue par les auteurs. Est-il dangereux de guérir les dartres ? La réponse à cette question suppose préalablement résolue cette autre : Peut-il y avoir répercussion des dartres, c'est-à-dire une affection interne peut-elle se développer par le seul fait de la disparition d'une éruption dartreuse ? On a beaucoup parlé autrefois de la répercussion des dartres. Consultez l'étiologie de chaque maladie en particulier, dans un ouvrage de date un peu ancienne, et vous y verrez à peu près invariablement figurer cette répercussion d'une manière banale. Mais nous, nous croyons que dans l'appréciation de ces prétendues métastases, l'imagination et le besoin de théorie ont eu plus de part que l'observation des faits. En effet, que dans le cours d'une affection dartreuse une maladie viscérale un peu grave se développe, la manifestation cutanée cède la place à l'affection interne et disparaît, et puis, quand celle-ci est guérie, la dartre reparait à son tour. On a pris tout simplement l'effet pour la cause. Maintenant nous répondrons donc à la première question en disant que, d'une manière générale, il n'est pas dangereux de guérir les dartres. Nous ferons seulement, en faveur de quelques cas exceptionnels, une réserve qui a une grande importance pratique. Chez certains dartreux atteints d'asthme et de catarrhe pulmonaire, on remarque que les accès de suffocation sont plus rares et plus légers tant que l'éruption est en pleine efflorescence, et que les étouffements reviennent au contraire plus fréquents et plus graves, quand l'affection extérieure est guérie ou seulement diminuée d'une manière notable ; dans ces circonstances le médecin devra toujours respecter l'affection cutanée, au moins dans certaines limites. Il en est de même de quelques gastralgies et quelques autres névralgies, ainsi que nous l'avons déjà dit.

A part ces cas de complication, nous croyons le plus souvent qu'on peut sans danger entreprendre la cure des affections dartreuses.

Étiologie. — Les dartres sont de tous les âges, on les observe chez les enfants comme chez les vieillards ; seulement chez ces derniers la maladie actuelle a presque toujours été précédée d'attaques antérieures, et remonte le plus souvent à un certain nombre d'années. Il est très rare, en effet, de voir un eczéma chez un vieillrrd qui n'ait ou déjà plusieurs éruptions, et chez lequel la première apparition de la maladie ne remonte à l'adolescence ou à l'enfance. Relativement au sexe, les deux sexes y sont à peu près également prédisposés.

Tous les tempéraments peuvent offrir la diathèse dartreuse, mais les différentes formes de la maladie semblent affecter certains tempéraments spéciaux. Ainsi l'eczéma se montre de préférence chez les sujets lymphatiques, le lichen chez les sujets nerveux, le pityriasis se rencontre plus souvent chez les personnes bilieuses ; tandis que le psoriasis semble avoir une prédilection pour le tempérament sanguin.

Les saisons ne jouent pas un rôle aussi important que celui que certaines personnes ont voulu leur faire jouer. Cependant on peut constater que les éruptions ont lieu le plus souvent aux deux grands changements de saison, au printemps et au commencement de l'hiver.

Les causes occasionnelles seules ne suffisent pas pour produire la maladie, mais elles en hâtent l'explosion quand la diathèse existe. Au premier rang de ces causes occasionnelles nous placerons les excès de table, l'abus des alcooliques, un travail forcé, les veilles prolongées, les insomnies, les émotions morales vives, les chagrins; certaines applications locales (pommades irritantes, frictions, etc.), certaines maladies de la peau accidentelles, la gale par exemple, peuvent réveiller la diathèse. Parmi les causes occasionnelles nous devons encore ranger quelques professions : — celles de distillateur, de graveur sur acier, de boulanger, de forgeron, d'épicier, de fabricant de produits chimiques, de cuisinier, etc.

Traitement. — Nous n'avons pas ici à entrer dans les détails d'une thérapeutique qui trouvera naturellement sa place à propos de chaque espèce de maladies dartreuses considérées en particulier, nous devons nous borner à quelques aperçus généraux qui complètent l'histoire de la famille des dartres.

Disons d'abord que dans le début de la maladie, alors que dominent les phénomènes inflammatoires locaux, quelle que soit la forme de l'éruption, c'est aux moyens antiphlogistiques locaux et généraux qu'on doit s'adresser ; c'est là un traitement préparatoire dont l'énergie et la durée doivent être proportionnées à l'intensité des symptômes phlegmasiques proprement dits, et qui assurent le succès de la thérapeutique spéciale qu'il faut aborder, lorsque le traitement antiphlogistique seul, composé de tisanes rafraîchissantes, de bains émollients, de topiques de la même nature, n'a pas suffi à faire disparaître toute trace d'éruption.

Quant au traitement spécial, il comprend deux ordres de moyens thérapeutiques : des remèdes locaux, pommades ou lotions, médicaments qui agissent ordinairement comme des substitutifs, dont le rôle est secondaire et dont l'indication précise est souvent difficile à saisir, et des moyens généraux, moyens beaucoup plus importants et qui constituent la véritable thérapeutique des affections dartreuses. Nous trouvons alors les purgatifs, le soufre, l'arsenic, la teinture de cantharides, l'iode, etc. Au premier abord, plusieurs médicaments employés habituellement avec succès, semblent assez différents les uns des autres, et cependant ils peuvent être considérés, relativement à leur effet thérapeutique, comme appartenant à des médications peu nombreuses : si nous voulons nous rendre compte du mode d'action de ces médicaments, nous trouvons en effet qu'ils appartiennent, soit à la médication dérivative, soit à la médication substitutive, soit à la médication reconstituante. Au premier rang des médicaments dérivatifs, nous trouvons les purgatifs dont l'usage est si commun et si utile dans le traitement des maladies dartreuses, surtout de celles qui s'accompagnent d'une sécrétion séro-plastique ou séro-purulente. Mais ils sont loin d'offrir la même efficacité lorsqu'il s'agit des maladies à forme sèche. Nous placerons encore dans la même catégorie les diurétiques, peu employés, mais dont j'ai cependant obtenu de bons résultats, dans quelques maladies sécrétantes, présentant encore des phénomènes inflammatoires assez prononcés. Les sudorifiques de toute sorte, le soufre, les préparations arsenicales, la teinture de cantharides, sont d'un usage habituel dans le traitement des maladies dartreuses ; nous y joindrons le baume de copahu, que j'ai employé également avec succès dans quelques cas rebelles. Sans entrer dans les détails de l'application de ces différents médicaments, ce que nous ferons plus tard, ainsi que nous l'avons déjà dit, nous voulons seulement ici faire remarquer que nous pouvons attribuer les heureux effets de ces remèdes à leur action particulière et en quelque sorte élective sur la peau ; je n'ai pas besoin de démontrer cette action pour les sudorifiques, ni pour le soufre, ni pour le copahu qui se trouve désigné naturellement au traitement des affections cutanées chroniques, à cause de l'érythème que détermine souvent son administration. Quant à la teinture de cantharides, son action topique sur la peau peut facilement faire admettre qu'elle s'adresse au même organe, quand elle est administrée à l'intérieur, ainsi que le prouvent d'ailleurs la rougeur et l'animation qui s'emparent des parties cutanées affectées, chez les malades qui prennent des cantharides. L'action directe de l'arsenic sur la peau me paraît également évidente, non-seulement par les effets thérapeutiques, mais encore par les taches grises qu'il n'est pas rare de rencontrer chez les malades qui ont pris pendant un temps assez long des préparations arsenicales, et qu'on serait tenté d'attribuer au dépôt et à la présence réelle de l'arsenic dans le tissu même de la peau. Nous considérons donc ces médicaments comme des modificateurs de cette membrane et nous expliquerons leurs effets par une action substitutive qui, amenant dans le tissu cutané une modalité nouvelle, fait disparaître l'altération intérieure.

D'autres médicaments, les amers, l'huile de foie de morue, le fer, quelques préparations iodurées, sont encore employés et ont réussi chez plusieurs malades atteints d'affections dartreuses ; nous pouvons expliquer leur utilité par l'effet qu'ils produisent sur la constitution et sur l'ensemble de l'économie : ils sont principalement indiqués dans les cas où les dartres sont entées sur un tempérament lymphatique et sur une constitution détériorée ; ils agissent évidemment par leur action reconstituante.

Mais en parlant des modificateurs de la constitution, n'omettons pas ici d'insister sur l'importance de l'hygiène et de la diététique : les malades devront éviter toute fatigue, tout excès, ils devront surtout se soumettre à un régime alimentaire sévère, en s'abstenant des assaisonnements, des ragoûts épicés, des aliments fortement azotés, et en particulier de gibier et de porc, des poissons de mer et principalement des coquillages ; le café, le vin pur, les liqueurs alcooliques, le thé lui-même seront également proscrits. Cette hygiène spéciale joue un rôle très important dans la thérapeutique des affections dartreuses, aussi bien pour amener la guérison que pour prévenir les récidives ; elle aide l'action des médicaments ; souvent, à elle seule, elle peut amener la guérison d'affections anciennes et rebelles, et on ne doit pas s'en étonner, si l'on réfléchit qu'un régime sévère de nourriture, duquel on enlève tout excitant, amène nécessairement à la longue dans les solides et dans les liquides de l'économie une modification aussi puissante que les médicaments dits altérants. C'est à cette puissance de l'hygiène qu'il faut attribuer le succès de plusieurs méthodes thérapeutiques, vicieuses en apparence, et entre autres de celle dans laquelle les médicaments sont donnés à des doses impossibles.

Dans le traitement général des maladies dartreuses nous devons encore mentionner les eaux minérales et en particulier les eaux sulfureuses, salines ou alcalines dont l'action rentre dans les catégories thérapeutiques que nous avons établies. Tantôt en effet elles guérissent, en modifiant la constitution, d'autres fois en ramenant la maladie chronique à l'état aigu et en jouant le rôle d'agents substitutifs ; d'autres encore sont dérivatives, en irritant les sécrétions intestinales, urinaires ou cutanées. Mais, sans entrer davantage dans la théorie, sachons que les eaux minérales bien appliquées constituent une ressource thérapeutique précieuse et qui vient souvent guérir des affections rebelles jusqu'alors aux autres moyens.

Après avoir examiné les différents moyens que nous avons à notre disposition pour combattre les dartres, nous devons, en terminant ce chapitre de généralisation, nous poser cette question : la thérapeutique que nous venons d'indiquer s'adresse-t-elle à la diathèse dartreuse ou a-t-elle seulement pour effet de combattre la manifestation localisée sur la peau? La réponse est difficile à faire, puisque le plus ordinairement la diathèse ne manifeste son existence que par des éruptions. Si celles-ci disparaissent, on doit être bien tenté d'admettre que cela tient à la neutralisation de la diathèse. Toutefois nous serions plus porté à croire que les effets extérieurs seuls de la maladie générale sont attaqués par les moyens thérapeutiques employés et que la diathèse persiste. Nous appuyons notre manière de voir sur la persistance avec laquelle reparaissent certaines éruptions dartreuses, qu'on ne réussit à faire disparaître momentanément que pour les voir se montrer de nouveau quelques mois ou quelques années plus tard. En face de ces récidives rebelles, presque fatales, nous avons une grande tendance à rapprocher la diathèse dartreuse de la diathèse syphilitique. Dans cette dernière maladie les accidents locaux sont combattus avec succès par un traitement rationnel, mais une fois introduite dans l'économie la diathèse y prend droit de domicile et peut manifester sa présence par des affections variables qui surviennent de temps en temps ; il en est de même de la diathèse dartreuse qui paraît persister indéfiniment.

III

DE L'ECZÉMA

Nous avons montré que les différentes maladies groupées sous le titre commun de dartres sont rapprochées par des affinités naturelles, par des liens de parenté véritable et non par l'arbitraire. Nous allons maintenant faire l'histoire de chacune de ces affections.

L'eczéma, dont nous allons nous occuper en premier lieu, est la maladie la plus commune parmi les affections cutanées. Le mot *eczema* vient du mot grec *εκζέω, je brûle*, et porte par conséquent avec lui l'idée de feu et de chaleur. Alibert, qui aimait les mots étranges et pittoresques, désignait l'eczéma sous le nom de dartre squameuse humide (*herpes squamosus madidans*), expression qui avait l'avantage de donner une juste idée de l'aspect écailleux de la partie malade et de la sécrétion humide qui baigne ordinairement sa surface. Dans le public cette maladie est connue sous le nom de *dartre vive*. Le mot eczéma est maintenant généralement adopté parmi les médecins : Willan, Bateman et Biett rangèrent cette éruption parmi les affections vésiculeuses, et Alibert dans la classe des dermatoses dartreuses.

Il est difficile de donner une définition précise et rigoureuse de l'eczéma : d'abord à cause de l'impossibilité actuelle de fixer son siége anatomique, et ensuite à cause des variétés infinies d'aspect qu'il peut offrir non-seulement chez les divers individus mais encore dans les différentes phases de son évolution chez le même sujet.—Cependant nous le définirons : une affection caractérisée au début par le développement de vésicules et vésico-pustules petites et agminées, ou par des éraillures épidermiques donnant lieu à une sécrétion séreuse ou séro-purulente plus ou moins abondante, susceptible de se concréter en croûtes et se terminant enfin par une desquamation écailleuse de l'épiderme. Cette définition est longue, mais elle a au moins le mérite de donner une idée assez juste et assez complète des différents phénomènes qui caractérisent l'affection.

Après cette définition, nous allons entrer dans la description générale de la maladie, puis nous traiterons de ses principales variétés.

Pour mettre plus d'ordre et de clarté dans cette étude, nous admettrons trois degrés dans le développement de l'eczéma.

PREMIER DEGRÉ. — Le premier phénomène que l'on observe est une rougeur plus ou moins étendue, sur laquelle ne tardent pas à se montrer, tantôt des vésicules, tantôt des vésico-pustules, d'autres fois de simples fentes de l'épiderme.

Les vésicules apparaissent sous la forme de très petites saillies acuminées, faisant un très léger relief au-dessus de la peau, agglomérées en groupes très serrés, et transparentes, comme si elles renfermaient de l'eau. Ces vésicules ont ordinairement une durée très courte, souvent éphémère ; il est rare que leur existence dépasse 36 ou 48 heures, et on n'a pas toujours la bonne fortune de pouvoir la constater. Quelquefois ces vésicules sont tellement rapprochées qu'elles se confondent ensemble et que, par la réunion de plusieurs vésicules entre elles, elles forment de larges bulles qui simulent celles du pemphigus; dans quelques cas rares d'eczéma aigu et surtout lorsque la maladie siége dans les parties où l'épiderme a une grande résistance, comme aux pieds et aux mains, la vésicule peut disparaître, s'affaisser sans se rompre, la sérosité qu'elle contenait étant résorbée; mais dans la grande majorité des cas les vésicules se rompent, soit par le contact des ongles, soit spontanément. Elles sont remplacées par de petites ulcérations, ordinairement superficielles, et laissent écouler un liquide séreux, transparent, mais plastique et gluant, qui tache et empèse le linge. En vertu même de cette propriété plastique, cette sécrétion se dessèche sur la surface où elle a pris naissance, et se concrète sous forme de croûtes jaunâtres ou grisâtres, croûtes ordinairement assez minces et assez molles.

Quelquefois, au lieu de vésicules, vous trouvez sur la surface rouge des pustules ou des vésico-pustules qui ne sont autre chose que des vésicules dans lesquelles, par suite d'une intensité plus grande de l'inflammation, le pus a pris la place de la sérosité. On a donné à cette forme le nom spécial d'*impetigo*, et on en a fait à tort, suivant nous, comme nous chercherons à le démontrer plus tard, un genre à part. Les pustules sont alors *psydraciées*, c'est-à-dire agminées; elles se rompent au bout de 36 à 48 heures; elles sont donc, comme les vésicules, un phénomène de courte durée et difficile à constater. Le liquide purulent ou séro-purulent qui s'en écoule forme aussi des croûtes, mais plus épaisses, inégales, rocheuses et d'une coloration jaune ou verdâtre plus foncée.

Dans quelques cas rares, enfin, vous n'avez sur la surface rouge ni vésicules, ni pustules, mais des éraillures, des fentes de l'épiderme qui forment des lignes sinueuses, se croisant dans tous les sens. Ces fentes donnent issue à de la sérosité plastique qui présente les mêmes caractères que celle des vésicules, et qui peut se concréter en croûtes. Les vésicules et les pustules ne peuvent donc pas être regardées comme formant toujours le caractère essentiel de l'eczéma.

Deuxième degré. — Dans ce second degré plus de vésicules ni de pustules : elles sont remplacées par des ulcérations et des croûtes. Les ulcérations sont toujours superficielles et tantôt isolées et arrondies, tantôt réunies et confondues par leurs bords, de manière à présenter une large surface ulcérée ; elles donnent lieu à la sécrétion d'un liquide gluant, plastique qui tache et empèse les linges et les rend raides. Cette sécrétion morbide est transparente et séreuse ou bien opaque et purulente, suivant que la maladie a commencé par des vésicules ou des pustules et se concrète presque immédiatement en croûtes grises, jaunes, verdâtres. Celles-ci sont quelquefois minces, aplaties et tout à fait semblables à des squames, c'est lorsqu'elles résultent d'un mélange d'épiderme et de sérosité concrétée ; d'autres fois elles sont épaisses, inégales et rocheuses, cette disposition est d'autant plus prononcée que la sécrétion se rapproche davantage de l'état purulent. Les croûtes constituent donc le caractère essentiel de l'eczéma au second degré. Au bout d'un certain temps, elles tombent, soit spontanément, soit par effet des cataplasmes et des bains, et alors on trouve, à leur place, une surface d'un rouge nuancé et pointillé, et couverte encore de petites ulcérations arrondies. De ces petits points et de ces ulcérations on voit manifestement sourdre, comme des gouttes de sueur, un nouveau liquide transparent et plastique qui, comme le précédent, ne tarde pas à se transformer en nouvelles croûtes dont le volume augmente par l'addition incessante de la sécrétion.

Troisième degré (*état squameux*). — Dans le troisième

degré, toutes les croûtes ont disparu, et la surface qu'elles recouvraient a pris une teinte, tantôt d'un rouge assez vif, tantôt d'un brun foncé. Sur ces points il existe une desquamation épidermique très fine et furfuracée, qui fait ressembler l'eczéma à un pityriasis, tellement que le diagnostic est impossible à la simple inspection. D'autres fois, les squames sont plus épaisses, elles sont imbriquées les unes sur les autres ; la peau est très sèche, et l'eczéma prend l'aspect du psoriasis.

Dans ce degré, caractérisé par l'état squameux de l'épiderme, lorsque les squames ont été enlevées par des bains ou des cataplasmes, la peau malade présente souvent un aspect singulier : elle est sèche, polie, luisante comme si elle avait été recouverte d'un vernis, et souvent aussi elle présente des plis longitudinaux très superficiels. Cet état annonce que l'épiderme est encore profondément altéré, et, en effet, il ne tarde pas à se détacher sous forme de lamelles furfuracées, et la guérison ne peut être annoncée que lorsque cette teinte luisante et cet aspect vernissé ont complétement disparu.

Nous venons d'exposer les trois degrés de l'eczéma, mais nous devons ajouter que ces trois états ne sont pas exclusifs les uns des autres, et que très souvent on trouve, en même temps chez le même malade, les trois degrés distribués sur différentes parties du corps ; quelquefois même ils sont mélangés dans les mêmes points.

A côté de ces phénomènes apparents de l'eczéma, on observe encore d'autres symptômes, appréciables surtout pour le malade et non moins constants que les premiers. Ces phénomènes sont : 1° Une chaleur plus ou moins vive dans les parties malades, que le médecin lui-même peut quelquefois percevoir par le toucher. Cette chaleur persiste ordinairement pendant toute la durée de la maladie, mais à des degrés d'intensité variables. Souvent au troisième degré de l'éruption elle est presque nulle; quelquefois, au contraire, elle est le dernier phénomène à disparaître. 2° Les démangeaisons constituent un autre phénomène aussi constant et peut-être plus tenace que le précédent. Elles sont vives et parfois intolérables; elles s'exaspèrent habituellement le soir et la nuit, et déterminent souvent des insomnies pénibles qui débilitent singulièrement les malades. Dans quelques cas rares, la disparition des démangeaisons a lieu avant les autres phénomènes locaux ; c'est une circonstance d'un favorable augure qui peut faire espérer au malade d'être à l'abri d'une prochaine récidive. 3° Pour en finir avec les phénomènes locaux, nous devons mentionner encore le gonflement qui se rencontre particulièrement à la face, aux paupières et dans tous les points où la peau est doublée d'un tissu cellulaire très lâche. Ce gonflement indique une légère extension de la maladie au tissu cellulaire sous-cutané, avec épanchement de sérosité dans ses mailles. Chez quelques malades, l'inflammation du tissu cellulaire sous-cutané se prononce davantage, et il survient de petits abcès.

Phénomènes généraux.—Outre les phénomènes locaux que nous venons de mentionner, il existe quelquefois, au début de l'eczéma, un certain ensemble de phénomènes généraux qui ressemblent aux symptômes précurseurs des fièvres éruptives : - on observe de la courbature, du malaise, de l'inappétence, de la soif, une augmentation de la chaleur générale et l'accélération du pouls; la langue est saburrale. Mais le plus souvent ces phénomènes manquent; quand ils existent, ils sont de courte durée, et la santé ne tarde pas à se rétablir : il est bien rare qu'on puisse les observer au second et, à plus forte raison, au troisième degré de la maladie, et il est très commun, au contraire, de voir des eczémas très intenses coïncider avec un état général parfait. Biett insistait sur l'existence de phénomènes d'inflammation gastro-intestinale qu'il disait avoir souvent observés avec des eczémas anciens : nous n'avons pas constaté cette coïncidence aussi souvent que l'ont enseigné Biett et ses élèves, qui me paraissent avoir été influencés, malgré eux, par la doctrine de Broussais qui régnait alors, et qui voulait voir des gastro-entérites partout. Nous devons dire, cependant, qu'on observe quelquefois des diarrhées chroniques chez des vieillards atteints depuis longtemps d'éruptions eczémateuses; dans quelques cas, ces deux affections ont paru alterner.

Marche, durée.—Nous avons dit que l'eczéma présentait dans son évolution trois degrés. C'est, en effet, ce qui a lieu pour chaque éruption en particulier, mais nous avons ajouté qu'il n'était pas rare de voir chez le même individu, et dans des points différents, plusieurs éruptions successives, et alors vous trouvez sur le même sujet la maladie à tous les âges et avec toutes ses formes. Souvent, quand la maladie est arrivée à son troisième degré, il survient une recrudescence qui la ramène au deuxième ou au premier degré. Cette marche rétrograde peut se répéter plusieurs fois, et prolonger l'affection d'une manière indéfinie. Nous vous ferons encore remarquer que fréquemment, lorsqu'on croit la maladie arrivée à son dernier terme, on voit apparaître sur la surface lisse, luisante et vernissée qui caractérise le troisième degré, ces fentes sinueuses et irrégulières que nous vous avons signalées et qui indiquent que la guérison de la maladie est plus éloignée que l'on pourrait le supposer. Enfin, une chose digne d'être notée, c'est la symétrie de l'éruption : il est rare, en effet, de voir l'eczéma affecter un membre, sans que le membre correspondant du côté opposé ne soit pareillement affecté; et cela existe, non-seulement pour les membres pris dans leur ensemble, mais encore pour les différentes parties des membres et du tronc. Dans la marche de l'eczéma, nous noterons encore la tendance à s'étendre, ce qui, du reste, est un des caractères des maladies dartreuses : la maladie commence souvent par un point circonscrit, puis s'étend indéfiniment, soit en augmentant de surface dans la même région, soit en se développant sur des parties plus ou moins éloignées, séparées les unes des autres par des intervalles de peau saine. Souvent même, la maladie s'étend aux muqueuses voisines, et il n'est pas rare de voir des ophthalmies, des stomatites, des vaginites et des rectites qui ne sont autre chose que des eczémas étendus aux membranes muqueuses de l'œil, de la bouche, du vagin, de l'anus, etc. Relativement à l'étendue de la maladie, nous ajouterons qu'il est très rare que l'éruption soit générale, dans l'acception littérale du mot : dans les eczémas les plus vastes, il y a ordinairement quelques points de la peau qui se présentent à l'état sain ; c'est là un fait qui peut être intéressant au point de vue du diagnostic ; nous y reviendrons.

La durée de l'eczéma est habituellement chronique. Dans quelques exemples, on observe une marche aiguë, et la maladie peut alors ne durer que deux, trois ou quatre semaines. Souvent, chez les vieillards, l'éruption qui nous occupe ne disparaît jamais complétement. Chez les adultes, elle peut guérir, et les récidives peuvent être éloignées ; mais celles-ci sont en quelque sorte fatales, et l'individu qui a été une fois atteint d'un eczéma restera toujours sous l'influence de la diathèse et sous l'imminence d'une manifestation locale, prête à se réveiller à la moindre occasion.

Terminaisons.— Quand l'eczéma guérit, il ne laisse après lui aucune cicatrice ; la place qu'il occupait conserve d'abord,

pendant quelque temps, une couleur rouge, puis elle prend
une teinte violacée qui augmente momentanément, sous l'influence du froid. Peu à peu cette teinte diminue et finit par
disparaître complétement, et la peau reprend sa couleur
naturelle. Quelquefois cependant, à la suite d'un eczéma qui
a duré longtemps, on voit survenir dans les parties ancien-
nement affectées une exagération de la sécrétion du pigment. Il en résulte des taches brunes qu'on n'observe guère
qu'aux extrémités inférieures. Dans des cas plus rares, la
peau conserve un aspect mamelonné et rugueux, qui, d'ailleurs, s'efface insensiblement.

Dans certains cas, la guérison s'accompagne d'accidents
particuliers qu'il est important de connaître : chez les sujets
atteints d'asthme ou de catarrhe, on voit souvent les phénomènes propres à ces maladies s'aggraver, ou se réveiller au
moment de la disparition ou seulement de l'amélioration de
la maladie cutanée. Chez certaines femmes, c'est une leu-
corrhée qui se montre ou reparaît aussitôt que la dartre est
guérie; ailleurs, on a vu la disparition de la maladie coïncider
avec le développement d'une angine, avec granulations et
sécheresse très grande de la gorge. On a cité encore des
exemples de gastralgie, ou autres névroses alternant avec des
éruptions eczémateuses. En pareille circonstance, il est souvent utile de différer la guérison complète de l'éruption, ou
d'appliquer un exutoire (vésicatoire ou cautère) qui devra
rester en permanence.

En sa qualité de dartre, l'eczéma a une grande tendance
aux récidives; mais l'intervalle qui les sépare varie suivant
les sujets, et surtout suivant les conditions extérieures au
milieu desquelles ils vivent. Il y a des malades qui ont une
récidive tous les ans ou tous les deux ans, quelquefois même
plusieurs fois par an. En général, ces éruptions périodiques

ne durent pas longtemps, et disparaissent très rapidement.

Siége anatomique de l'eczéma.—Pour compléter l'histoire de l'eczéma, il nous reste à parler de son siége anatomique.

Tous les médecins qui se sont occupés des maladies de la peau, et particuliérement ceux qui ont basé leur classification sur l'anatomie pathologique, ont cherché la cause de la diversité d'aspect que présentent ces différentes maladies, dans la diversité de leur siége anatomique. L'eczéma, la maladie cutanée qu'on rencontre le plus souvent, a été naturellement comprise dans ces recherches. Biett, se fondant sur la rougeur qui caractérise cette affection, en plaça le siége dans la couche superficielle du derme, dite membrane vasculaire d'Eichorn. Plus tard, M. Cazenave modifia profondément l'opinion de son maître : frappé surtout de la sécrétion plus ou moins abondante d'un liquide séreux, clair et transparent, ce médecin distingué en conclut que la maladie avait pour siége les glandes sudoripares. D'après cette manière de voir, la sécrétion séreuse ne serait autre chose que la sécrétion de la sueur exagérée, et les ulcérations qu'on aperçoit quelquefois sur la surface rouge ne seraient que les orifices des conduits sudorifères, devenus plus apparents par le fait de leur altération. La théorie de M. Cazenave n'est, il faut bien le dire, qu'une pure hypothése que n'appuient ni l'examen microscopique, ni les analyses chimiques. En effet, la sécrétion séreuse ou séro-purulente de l'eczéma, qui tache et empése les linges, ne ressemble nullement à la sueur ; et les ulcérations ne peuvent pas être considérées comme étant les ouvertures microscopiques par lesquelles la sueur vient sourdre à la surface de la peau. Il est facile aussi, en suivant l'évolution des phénomènes anatomo-pathologiques de l'eczéma, de voir ces petites ulcérations succéder à la rupture de petites vésicules initiales. Et d'ailleurs, comment expliquer dans cette hypothèse l'état squameux de la peau, phénomène qui joue assurément un rôle aussi important que les ulcérations et la sécrétion séreuse? N'est-il pas évident qu'il y a là une sécrétion vicieuse de l'épiderme qui le rend impropre à vivre de sa vie ordinaire, et fait qu'il se détache en écailles plus ou moins larges? Pour nous, si nous avions à nous prononcer sur cette question, nous croirions bien plus logique de placer le siége de la maladie dans la couche profonde de l'épiderme chargée de la sécrétion de la couche superficielle épidermique, et dont l'existence longtemps contestée doit être et est généralement admise aujourd'hui. Aussi, nous n'hésitons pas à regarder ce siége comme le plus probable. Mais remarquez bien que nous ne donnons pas cette opinion comme parfaitement démontrée, c'est une simple hypothèse qui nous satisfait et nous semble plus près de la vérité.

Nous venons de vous tracer le tableau de l'eczéma pris dans son ensemble, mais la description que nous avons donnée cesserait d'être vraie, si nous n'admettions des variétés de forme, qui présentent des particularités dont les traits distinctifs doivent être mis sous vos yeux.

IV

VARIÉTÉS D'ECZÉMA.

Les variétés d'eczéma se partagent en trois groupes bien tranchés.

Au premier groupe appartiennent les variétés suivant l'aspect de l'éruption, au second, celles suivant la configuration, et enfin, au troisième, les variétés qui dépendent du siége.

A. — Variétés suivant l'aspect.

Nous en reconnaissons quatre qui sont : 1° l'*eczema simplex*; 2° l'*eczema rubrum*; 3° l'*eczéma fendillé*; 4° l'*eczéma impétigo*.

Ces différentes formes d'eczéma diffèrent tellement les unes des autres, qu'au premier abord, on est tenté d'en faire autant de maladies distinctes, et que l'une d'elles entre autres, l'impétigo, est considérée par tous les auteurs comme un genre à part.

1° Eczema simplex. — L'*eczema simplex* survient surtout au moment des premières chaleurs, et chez les jeunes sujets. Ordinairement, la maladie débute par l'apparition de plaques rouges, légèrement saillantes, et sur ces plaques se développent de petites vésicules ; ces vésicules se rompent rarement, elles s'affaissent et, au bout de quelques jours, de pelites squames les remplacent, disparaissent elles-mêmes en très peu de temps, et la maladie est promptement guérie. D'autres fois, l'affection parcourt ses périodes plus lentement, le liquide contenu dans les vésicules se concrète en formant des croûtes. Celles-ci tombent et laissent à leur place une petite ulcération qui peut se recouvrir encore d'une croûte, laquelle se détache à son tour, et alors tout rentre dans l'ordre, et la peau reprend son aspect normal.

Quelquefois, au lieu de vésicules, ce sont des vésico-pustules, dont le produit de sécrétion se convertit également en croûtes qui recouvrent pendant quelque temps de petites ulcérations, et dont la marche et la terminaison ne diffèrent en rien des précédentes.

Dans ces différents cas, la maladie reste ordinairement une affection purement locale, caractérisée par l'éruption que nous venons d'indiquer, par un sentiment de chaleur et souvent par des démangeaisons; rarement il survient un peu de malaise général, et quelques symptômes d'embarras gastrique.

Diagnostic. — On peut confondre l'*eczema simplex* avec l'érythéme vésiculeux ; ces deux affections se ressemblent parfaitement par leur aspect, mais l'érythème se développe ordinairement après l'application de substances âcres, de plus il n'a pas de tendance à se propager et à gagner d'autres parties du corps. Ces derniers caractères appartiennent, au contraire, à l'eczéma.

Pronostic. — L'*eczema simplex* est une maladie légère, à marche habituellement aiguë ; il parcourt ses périodes en sept ou huit jours. Dans quelques cas rares, il se transforme en eczéma chronique, soit qu'il s'étende, soit qu'il se perpétue à la même place, par des éruptions successives. Quelquefois enfin, il se montre, pour ainsi dire, comme maladie intercurrente dans un eczéma chronique.

2° ECZEMA RUBRUM. — Cette variété est mal décrite dans les auteurs ; plusieurs la confondent avec l'eczéma ordinaire, en se basant sur l'intensité de la couleur rouge, qui existe dans les deux cas. L'*eczema rubrum* est une éruption à marche ordinairement aiguë, très souvent précédée de phénomènes généraux : malaise général, courbature, lassitude, inappétence, etc. Du reste, qu'il y ait des prodromes ou non, le premier phénomène local est une démangeaison très vive qui se fait sentir dans différentes parties, mais particulièrement à la figure, dans les plis articulaires, aux poignets, aux aisselles, dans les aines. Bientôt après apparaissent simultanément dans les mêmes régions des plaques d'un rouge vif, arrondies, saillantes et de dimension variable ; sur ces plaques se développent des vésicules assez volumineuses, quelquefois agglomérées, le plus souvent isolées les unes des autres. Ces vésicules ont peu de tendance à se rompre : la plupart s'affaissent par résorption du liquide et sont remplacées par des squames petites, furfuracées ; quelques-unes cependant se rompent et le liquide qu'elles contenaient, surtout au visage, se concrète, sous forme de croûtes légères qui recouvrent des ulcérations très superficielles. Ces croûtes ne tardent pas à se détacher elles-mêmes pour ne plus se reproduire, mais elles sont remplacées par des squames.

A ces deux phénomènes locaux, rougeur et vésicules, il faut ajouter le gonflement de la partie malade. Ce gonflement est parfois considérable, et, lorsque l'affection siége à la face, elle peut très bien simuler un érysipèle de cette région.

Phénomènes généraux. — Les phénomènes généraux qui existent au début cessent ordinairement au moment de l'éruption. Quelquefois cependant, ils continuent, et même, dans certains cas, l'apparition des phénomènes locaux leur donne une nouvelle intensité : il y a de la fièvre, des phénomènes de congestion cérébrale, du délire et de l'agitation qui rappellent les fièvres éruptives.

Diagnostic.—L'*eczema rubrum* présente une grande ressemblance avec l'érysipèle ; cependant le diagnostic de ces deux affections offre rarement des difficultés : d'abord l'eczéma envahit simultanément plusieurs régions, quelquefois il est borné à la face, mais il occupe alors toute la figure et le gonflement se confond insensiblement avec les parties saines. Dans l'érysipèle, au contraire, la maladie débute d'abord par un point limité de la face, ordinairement le nez, puis de là, il rayonne sur le reste de la figure ; la limite entre la partie saine et la partie malade est accusée par un bourrelet très net et très tranché. Enfin, dans l'eczéma nous avons un grand nombre de petites vésicules disséminées sur toute la partie rouge ; dans l'érysipèle ce sont de grosses bulles moins nombreuses, et moins uniformément répandues.

L'état fébrile du début, l'acuité de la marche, l'étendue souvent considérable de la manifestation cutanée, rapprochent cet eczéma des fièvres éruptives. Cependant il suffira d'un simple examen pour établir la différence des éruptions ; ajoutons que l'eczéma récidive avec une grande facilité tous les ans ou tous les mois, et qu'il tend souvent à s'établir comme une maladie habituelle à certaines personnes.

Lorsque cette affection siége aux mains, les démangeaisons et l'éruption de vésicules l'ont fait confondre quelquefois avec la gale, surtout à l'époque où l'on croyait que la gale était une affection vésiculeuse ; mais vous savez que les vésicules de la gale sont moins nombreuses que celles de l'eczéma, de plus, dans la gale, il y a un phénomène essentiel : le sillon de l'acarus et l'acarus lui-même.

Marche, durée. — La marche de cette affection est essentiellement aiguë, il est rare qu'elle dure plus de quinze jours ou trois semaines. Cependant, elle peut se prolonger davantage par la succession de plusieurs éruptions, et par son passage dans certaines parties à l'état chronique. Il n'est même pas très rare de voir l'éruption disparaître, à l'exception d'un point très limité, à la face, aux mains, aux parties génitales où la maladie s'établit avec sa forme chronique ordinaire.

Pronostic. — Il n'est presque jamais inquiétant ; néanmoins, dans des cas exceptionnels, il peut survenir, du côté de la poitrine et du cerveau, des phénomènes assez intenses et assez graves pour amener la mort, comme nous l'avons vu sur un malade qui a succombé dans nos salles, il y a quelques années.

3° ECZÉMA FENDILLÉ. —Cette variété vient donner un démenti à la classification anatomique des maladies de la peau. Dans cette forme, en effet, il n'y a ni vésicules, ni vésico-pustules ; l'épiderme se sèche, se fendille, se creuse d'une multitude de petites fissures longues et étroites, qui se coupent et se croisent en circonscrivant des espaces irréguliers. Le fond de ces fissures est rouge, et il s'en écoule souvent un liquide séreux, transparent, qui tache et empèse les linges, et qui est tout à fait semblable à celui que sécrètent les ulcérations qui succèdent aux vésicules dans les autres variétés d'eczéma.

Cette variété existe quelquefois comme espèce distincte et isolée, sans mélange de vésicules; mais, d'autres fois aussi, elle se trouve associée à l'eczéma ordinaire vésiculeux; on l'observe, à la fin de cette dernière affection, surtout aux membres inférieurs, aux aisselles, ou bien encore dans les endroits où la peau présente un grand nombre de plis, comme au pourtour des orifices naturels, et plus particulièrement aux lèvres et à la marge de l'anus. Dans cette dernière région, l'eczéma détermine des démangeaisons atroces et des douleurs assez vives au moment des garde-robes, Il se présente là sous la forme de gerçures qu'il faut bien se garder de confondre avec la fissure chirurgicale, distinction très importante au point de vue thérapeutique. L'eczéma fendillé a une marche essentiellement chronique. Lorsqu'il arrive comme complication vers le déclin de l'*eczema simplex*, il prolonge celui-ci d'une manière indéfinie par ses récidives sans nombre ; l'épiderme a repris, en apparence, son aspect normal, et on croit que la maladie touche à sa terminaison, lorsque celle-ci se trouve tout d'un coup ajournée à une époque indéterminée, par une poussée d'eczéma fendillé survenue souvent sans cause connue, quelquefois à la suite d'un écart de régime. Plus tard, enfin, les fentes deviennent moins profondes et moins larges, l'épiderme reprend peu à peu son aspect ordinaire, la rougeur disparaît et la guérison est obtenue. Cette forme d'eczéma est tellement caractérisée par ses gerçures qu'il est impossible de la confondre avec une autre affection ; elle se rapproche un peu du lichen, mais, dans cette dernière maladie, il y a un épaississement et une rudesse de la peau qu'on ne rencontre pas dans l'affection qui nous occupe. A part sa durée qui est souvent très longue, l'eczéma fendillé n'est pas grave.

4° Eczéma impétigo. — La plupart des auteurs ont décrit l'impétigo comme une maladie à part, et même, en raison de l'existence de l'élément pustuleux, quelques-uns l'ont rangée dans une autre classe que l'eczéma, parmi les maladies pustuleuses.

Nous croyons cette distinction tout à fait contraire à une bonne philosophie, et, pour nous, l'eczéma et l'impétigo ne sont que deux formes différentes de la même maladie. En effet, à toutes les phases de leur évolution, ces deux affections présentent la ressemblance la plus frappante, ainsi qu'on peut le voir par la description suivante.

L'impétigo débute ordinairement par des petites pustules agglomérées (psydraciées) dans des espaces plus ou moins étendus. Ces pustules ont la même forme que les vésicules de l'eczéma; elles ont, comme elles, une durée éphémère (24 ou 48 heures au plus); alors elles se rompent et une ulcération arrondie leur succède; il s'en écoule un liquide plus épais et plus plastique que celui de l'eczéma ordinaire. Ce liquide se concrète en croûtes épaisses, inégales, rocheuses, mamelonnées et semblables à des petites masses de miel, d'où le nom de *mélitagre* (*melitagra flavescens*) donné par Alibert à cette maladie. Quelquefois les croûtes ont une coloration brune qui tient à la présence d'une certaine quantité de sang mélangé avec le produit de sécrétion. Leur épaisseur peut être augmentée et devenir considérable par la concrétion de nouvelle sérosité, dont la sécrétion peut être longtemps prolongée. Quand les croûtes viennent à tomber par l'action des bains ou des cataplasmes, on trouve au-dessous d'elles une surface rouge, ponctuée et semée de petites ulcérations arrondies, semblables à celles que nous avons décrites plus haut, dans l'exposition des caractères généraux de l'eczéma. La marche ultérieure ne présente non plus aucune différence : la sécrétion diminue, aux croûtes succèdent des squames de plus en plus minces, qui deviennent blanchâtres et furfuracées. Ces furfures cessent elles-mêmes de se produire, et les surfaces rouges qu'elles recouvraient prennent une teinte violacée qui finit par s'effacer tout à fait. La peau reprend son aspect normal, sans laisser aucune cicatrice, et alors la maladie est complétemet guérie.

Pour achever le tableau de cette éruption, nous devons mentionner encore, comme phénomènes locaux, des démangeaisons très vives, la sensation de cuisson et de chaleur qu'accusent les malades, et certains symptômes généraux tels que : malaise, courbature, fièvre, soif vive, inappétence, qui se montrent quelquefois au début et qui caractérisent également l'apparition de l'eczéma ordinaire.

Ainsi, vous le voyez d'après cette description, l'eczéma et l'impétigo présentent le même début, les mêmes symptômes, la même marche et le même mode de terminaison. Ajoutez qu'ils se développent, sous l'influence des mêmes causes, et qu'ils réclament le même traitement, et vous pourrez logiquement conclure que ces deux affections sont identiques ; il n'y a là qu'une différence d'intensité dans le degré de l'inflammation, qui est plus grande dans l'impétigo que dans l'eczéma ordinaire, et cette inflammation plus intense fait développer des pustules au lieu de vésicules. Remarquons encore que l'eczéma et l'impétigo existent souvent simultanément. Cette ressemblance entre ces deux affections est tellement vraie, que l'école anglaise et ses représentants ont été obligés, pour marquer la transition de l'une à l'autre, de créer en quelque sorte une forme intermédiaire, à laquelle ils ont donné le nom d'*eczema impetiginodes*, parce qu'ils trouvaient là réunis les deux éléments qui pour eux caractérisent ces deux affections : la vésicule et la pustule. Une dernière objection à la manière de voir que nous combattons, c'est que l'eczéma et l'impétigo se confondent insensiblement, et qu'il est impossible de décider où finit l'un et où commence l'autre. Il est donc bien plus simple de ne pas s'arrêter à ces difficultés inutiles, et de considérer ces deux affections comme de simples variétés, comme des états différents d'une seule et même affection.

HARDY. 4

La marche de l'impétigo est quelquefois plus rapide que celle de l'eczéma ; l'éruption disparaît souvent en quinze jours ou trois semaines, quelquefois cependant elle revêt la forme chronique comme l'eczéma, et, dans ce dernier cas, après la chute des croûtes, la maladie prend l'aspect ordinaire de l'eczéma. Le diagnostic de l'impétigo est généralement très facile : cette maladie se distingue des autres affections pustuleuses et, en particulier de l'ectyma, par la petitesse et l'agglomération des pustules, par l'épaisseur et la couleur jaune ou brune des croûtes ; l'absence d'ulcérations profondes et de cicatrices sépare cette maladie des affections pustuleuses syphilitiques et scrofuleuses. — Relativement au pronostic, nous ne pourrions que répéter ce que nous avons dit en parlant de l'eczéma en général.

B. — VARIÉTÉS D'ECZÉMA SUIVANT LA CONFIGURATION.

Les principales variétés qui appartiennent à ce groupe sont : 1º L'*eczema figuratum* (*impetigo figurata* des auteurs). Cette variété est caractérisée par des plaques bien limitées, bien accusées, disposées ordinairement d'une manière symétrique et affectant tantôt la forme d'eczéma ordinaire, plus souvent la forme d'impétigo. — 2º *Eczéma nummulaire*. Cette seconde variété, bien décrite par M. Devergie, se présente également sous forme de plaques parfaitement limitées, mais arrondies et ressemblant assez bien à une pièce de monnaie. Ces plaques sont au nombre de sept, huit ou dix. Quand l'eczéma revêt une de ces deux formes, il est plus difficile à guérir que lorsque l'éruption est sans limite bien tranchée. — 3º Par opposition aux deux variétés précédentes, nous signalerons l'*impetigo sparsa* et l'*eczema diffusum*, irrégulièrement disséminés, sur différentes parties du corps et ne présentant aucune limite précise.

C. — Variétés d'eczéma suivant le siége.

Dans ce dernier groupe les principales variétés que nous mentionnerons sont : 1° l'eczema pilaris ; 2° l'eczema capitis ; 3° l'eczéma de la face ; 4° du sein ; 5° du nombril ; 6° des parties génitales ; 7° des mains et des pieds.

Ces différentes variétés présentent des particularités aussi importantes que celles que nous avons déjà indiquées, en étudiant l'eczéma d'après ses différents aspects.

1° Eczema pilaris. — On donne ce nom à l'eczéma qui se développe sur les parties recouvertes de poils. La maladie se présente avec ses caractères ordinaires de rougeur, de sécrétion et de desquamation ; les vésicules sont ordinairement très éphémères. Le liquide plastique sécrété, en se concrétant, agglutine les poils les uns aux autres et forme des croûtes épaisses, très adhérentes et très difficiles à détacher. Aux aisselles cet eczéma s'accompagne fréquemment de petits abcès qui se succèdent, d'une manière assez prolongée. Cette variété d'eczéma est remarquable par sa ténacité. Il est très important de distinguer l'*eczema pilaris* des affections parasitaires, dues à la présence du *trichophyton*. Cette dernière maladie est ordinairement plus circonscrite et mieux limitée, elle se présente sous forme de cercles, les poils sont altérés et peu adhérents ; à la face, l'inflammation gagne souvent le tissu cellulaire sous-cutané ; dans les cas douteux, l'inspection microscopique doit décider le diagnostic.

2° ECZEMA OU IMPETIGO CAPITIS. — Cette variété présente deux formes secondaires :

a. — *Eczéma diffus.* Il débute par une démangeaison très vive, avec une sensation de douleur et de chaleur plus ou moins intense, et, presque en même temps, éruption de vésicules ou de vésico-pustules agglomérées dans une étendue assez considérable, qui se rompent, au bout de quelques heures ou de quelques jours, et donnent lieu à une sécrétion séreuse assez abondante. Ce liquide se concrète très rapidement, agglutine les cheveux les uns aux autres et forme des croûtes plus ou moins épaisses, qui constituent une espèce de casque ou de calotte sur la tête. Lorsque, avec les cataplasmes et les lotions, on fait tomber ces croûtes, on trouve au-dessous d'elles le cuir chevelu rouge et suintant, puis plus tard il existe une desquamation qui peut persister longtemps, plusieurs semaines et même plusieurs mois. Ordinairement les cheveux tombent et deviennent plus clair-semés, mais leur chute se fait d'une manière uniforme et régulière, sur les parties malades ; on ne trouve pas de plaques bien circonscrites, sur lesquelles les cheveux soient tout à fait tombés ou très altérés, caractère important qui sépare l'*eczema capitis* des maladies parasitaires. Dans cette forme d'eczéma on rencontre quelquefois de petits abcès sous-cutanés.

b. — A côté de l'*eczéma diffus* du cuir chevelu, nous avons aussi l'impétigo caractérisé par une éruption discrète de petites pustules, disposées en groupes disséminés. Cette seconde forme d'*eczema capitis* constitue ce qu'on appelle l'*impetigo granulata.* Il s'observe chez les enfants, et particulièrement chez les enfants qui vivent dans la malpropreté ; quand les pustules se rompent, elles laissent écouler un liquide séro-purulent, éminemment plastique, qui se concrète presque immédiatement et reste attaché aux cheveux, sous forme de granulations verdâtres ou jaunes, désignées vulgairement sous le nom de *galons*; de là la dénomination donnée à cette affection. Cette forme est peu grave et cède souvent d'une manière très rapide aux seuls soins de propreté.

3° ECZÉMA DE LA FACE. — L'eczéma de la face a une grande tendance à s'étendre; de plus, il affecte souvent la forme symétrique, c'est-à-dire qu'il se développe sur les parties correspondantes des deux côtés. Dans cette variété, l'éruption se propage facilement aux muqueuses; de là ces ophthalmies et ces stomatites dites eczémateuses ou dartreuses. Souvent aussi la maladie se propage jusque dans les narines et présente alors une grande ténacité.

L'eczéma de la face peut être un eczéma simple ou revêtir la forme d'impétigo.

A cette variété se rattache l'eczéma des oreilles. Lorsque l'éruption a pour siége le pavillon de l'oreille, celui-ci se gonfle, se tend, comme dans l'érisipèle; de plus il se déforme et s'écarte de la tête. Une autre particularité de cette affection, c'est son extension dans le conduit auditif externe: il en résulte un boursouflement de la muqueuse qui tapisse ce conduit et la membrane du tympan, et, comme conséquence, une surdité qui peut n'être que passagère, mais qui persiste quelquefois, par suite de la sécheresse et de l'épaississement de la muqueuse.

L'eczéma de la face coïncide souvent avec celui du cuir chevelu.

4° ECZÉMA DES SEINS. — Il est presque exclusif aux femmes; il se développe autour du mamelon, sur l'auréole et sur le mamelon lui-même. Il peut se présenter sous la forme d'eczéma simple ou d'impétigo, suivant le degré d'inflammation. Il affecte ordinairement une disposition arrondie, en suivant la forme des parties sur lesquelles il s'est développé. Un caractère spécial de l'eczéma du sein, c'est l'extension assez fréquente de l'inflammation au tissu cellulaire sous-cutané et la formation d'abcès.

Lorsque l'eczéma est limité aux seins, il n'est guère observé que dans une des trois conditions suivantes : la grossesse, la lactation et la gale. L'eczéma du sein forme un excellent signe diagnostique de la gale chez la femme.

Cette variété peut se rencontrer d'ailleurs avec l'eczéma des autres parties du corps.

5° ECZÉMA DE L'OMBILIC. — Nous ne nous arrêterons pas longtemps à cette variété peu importante. Elle est généralement très tenace, soit à cause de la difficulté de maintenir des topiques appliqués sur cette région, soit à cause de la forme particulière de l'ombilic qui se trouve par cela même exposé à des frottements réitérés et continuels. Souvent elle coïncide avec l'eczéma du ventre.

6° ECZÉMA DES PARTIES GÉNITALES. — Cette variété siége à la verge et aux bourses chez l'homme, à la vulve chez la femme; souvent il occupe en même temps la partie inférieure du ventre et même les environs de l'anus. Il diffère peu de l'eczéma ordinaire, seulement il présente une sécrétion séreuse beaucoup plus abondante; sur les bourses les squames sont plus larges et tout à fait feuilletées. Dans cette région l'eczéma est également très tenace, il peut se perpétuer longtemps par des éruptions successives. Souvent il se propage à l'intérieur de l'anus où il détermine des démangeaisons atroces, irrésistibles et provoquant des frottements fréquents qui s'accompagnent d'une certaine sensation non désagréable. L'eczéma qui occupe le prépuce et le gland, chez l'homme, a été appelé, bien à tort, *herpes preputialis*. Le prurit auquel il donne lieu fait naître chez les malades un besoin impérieux de se gratter qui peut être, surtout chez les enfants, le point de départ de mauvaises habitudes.

Chez la femme, la variété d'eczéma qui nous occupe diffère un peu de ce qu'elle est chez l'homme ; l'éruption se prolonge quelquefois dans le vagin et dans l'urèthre, et elle y détermine des démangeaisons excessivement vives qui peuvent aussi conduire à des habitudes de masturbation. Outre ces démangeaisons, il y a un écoulement abondant, non pas purulent, mais peu coloré, séreux, plastique, tachant et empesant les linges et tout à fait identique à la sérosité de l'éruption cutanée. Au spéculum, on constate une rougeur vive et un gonflement très marqué de la muqueuse vaginale. C'est une véritable *vaginite dartreuse.* Comme chez l'homme, l'eczéma peut gagner l'anus et donner lieu à des fissures d'une nature toute particulière, et aux démangeaisons que nous avons déjà indiquées.

7° Eczéma des mains et des pieds.—L'*eczema manuale* se présente avec des conditions tellement spéciales que, si l'on n'était pas prévenu que c'est un eczéma, on ne le reconnaîtrait pas. Beaucoup d'auteurs modernes et nous-même l'avons décrit, à tort, pendant quelque temps, sous le nom d'*herpes*, affection avec laquelle il offre, au premier abord, une grande ressemblance. Il se présente sous deux formes différentes, la forme chronique et la forme aiguë.

a. Forme chronique.—Dans cette forme la maladie a tous les caractères de l'eczéma ordinaire : sur les doigts, dans les espaces interdigitaux et sur le reste des mains on peut con-

stater de la rougeur, du suintement, de la desquamation, etc.
Nous devons noter, en outre, une augmentation des rides de
la peau et des gerçures assez profondes, qui donnent souvent
à cette affection la plus grande ressemblance avec le lichen :
c'est ce qu'on appelle communément la gale des épiciers, on
l'observe fréquemment chez les individus qui manient des
substances âcres.

Sous un autre aspect, l'eczéma chronique des mains est
caractérisé par une légère desquamation épidermique qui se
prolonge plus ou moins longtemps, et qui est surtout marquée sur la face palmaire des doigts. De temps en temps, on
voit apparaître sur la main quelques vésicules qui viennent
accuser, en quelque sorte, la nature eczémateuse de l'affection. Cette maladie est assez fréquente en été.

b. — La seconde forme de l'*eczema manuale* est la forme
aiguë. Elle présente des caractères plus spéciaux et plus
tranchés que la forme précédente. Elle débute par l'apparition, sur une main ou sur les deux à la fois, d'une éruption
vésiculeuse du volume d'un grain de millet. Ces vésicules sont
tantôt confluentes, tantôt disposées par groupes, laissant entre
eux des intervalles de peau saine. Lorsque les vésicules sont
nombreuses, il y a extension de l'inflammation au tissu cellulaire sous-cutané, et on observe de la rougeur et du gonflement. Dans tous les cas, il y a ordinairement de la chaleur,
de la cuisson et souvent une démangeaison intolérable. Très
souvent la maladie ne dépasse pas la première période : les
vésicules persistent et n'ont aucune tendance à se rompre,
ce qui tient sans doute à la grande épaisseur de l'épiderme
dans cette région. Au bout de quelques jours, ces vésicules
s'affaissent, par suite de la résorption de la sérosité, et l'épiderme se réapplique sur le derme ; mais il ne tarde pas à se
détacher sous forme de squames et on trouve alors au-dessous

un épiderme de nouvelle formation, entièrement renouvelé, mais conservant une teinte un peu violacée pendant quelques jours. Souvent, lorsque les vésicules sont très rapprochées, les cloisons qui les séparent sont détruites, et plusieurs d'entre elles se réunissent pour en former une seule qui est une véritable bulle, dont la forme varie depuis celui d'une noisette jusqu'à celui d'un œuf et même plus. Ces bulles se comportent comme les vésicules ; elles s'accompagnent de démangeaisons et de cuissons. Elles peuvent ne pas se rompre, mais, après un temps quelquefois très court, elles se détendent et s'affaissent, par suite de la résorption d'une partie du liquide qu'elles contiennent, et se transforment en larges squames, constituées par l'épiderme et par la partie plastique du liquide qui n'a pas été résorbée.

Dans certains cas, le liquide renfermé dans les vésicules et dans les bulles n'est plus clair et transparent ; il est jaunâtre, opaque et épais, mais, cependant, sans être purulent. Alors, quand ces vésicules ne se rompent pas, elles s'affaissent graduellement et forment de larges squames d'une couleur jaune *cuir de botte* ; ces plaques se rencontrent fréquemment, sur le bord des mains et sur les parties latérales des doigts. Elles durent huit ou dix jours et, quand elles tombent, elles se détachent d'une seule pièce, et, au-dessous d'elles, on trouve une tache violacée qui ne tarde pas à s'effacer elle-même et qui est constituée par un épiderme de nouvelle formation.

Quelquefois, enfin, le liquide que renferment les vésicules et les bulles est tout à fait purulent. Lorsque cette suppuration s'établit, on voit souvent apparaître des symptômes généraux : fièvre, soif vive, malaise général, anorexie et même vomissements. Dans ces cas-là, la résorption est très rare, le plus souvent il y a rupture de l'enveloppe épidermique, écoulement de pus au dehors et concrétion de ce liquide en croûtes jaunâtres ou verdâtres. Lorsque, après un temps variable, ces croûtes viennent à tomber, elles laissent des ulcérations assez profondes qui, pendant huit à dix jours encore, fournissent une suppuration d'une odeur fade, *sui generis*. Quelquefois le pus pénètre sous l'épiderme voisin et va le décoller, en gagnant graduellement dans un rayon parfois assez étendu ; mais cette sécrétion purulente ne tarde pas à se tarir, le fond de l'ulcère s'élève, se rapproche de la surface de la peau et la maladie guérit ordinairement sans cicatrice ; cependant, avant que cette guérison soit complète, plusieurs générations de vésico-pustules, de squames et de croûtes peuvent se succéder.

Enfin, pour être complet, nous ajouterons que l'eczéma aigu des mains peut se terminer par la forme chronique, qui s'établit alors et se perpétue pendant plusieurs mois, dans une étendue plus ou moins grande.

Ainsi, pour nous résumer en quelques mots, nous dirons que les traits caractéristiques de l'*eczema manuale* sont : son siége spécial, la tendance des vésicules à rester intactes et à ne pas se rompre, le développement des vésicules qui atteignent souvent les proportions des bulles et peuvent faire croire à un pemphigus.

Pronostic. — C'est une maladie généralement peu grave et à marche rapide. Les récidives, lorsqu'il y en a, sont ordinairement de courte durée. Nous dirons encore que le pronostic dépend beaucoup du traitement : qu'il soit simplement antiphogistique, qu'il consiste dans des manœuvres émollients, dans des applications de poudres de riz ou d'amidon, dans des grands bains et quelques boissons rafraîchissantes ; qu'on s'efforce surtout de ne pas rompre les vésicules, et la guérison sera facilement obtenue. Bien au contraire, les cataplasmes humides, l'ouverture des vésicules et surtout l'emploi de pommades rendront la maladie plus grave et plus longue, et favoriseront le développement de la forme chronique.

En même temps que l'*eczema manuale*, il existe souvent des éruptions eczémateuses dans d'autres parties du corps, particulièrement à la face et aux pieds : dans cette dernière région, la maladie se présente avec les mêmes caractères qu'aux mains ; on y retrouve des vésicules peu disposées à se rompre, formant des bulles par leur rapprochement et pouvant se guérir sans se rompre.

Pour terminer l'histoire des variétés de l'eczéma, il nous reste encore à mentionner deux autres formes qui ont une grande importance, au point de vue du diagnostic : ce sont l'*impétigo sycosiforme* et l'*impétigo acniforme*, affections qui ont été considérées par M. Bazin comme des dépendances de l'herpès parasitaire et qui, suivant moi, doivent en être distinguées. Elles sont spéciales aux hommes adultes qui ont de la barbe ; on ne les retrouve ni chez les femmes, ni chez les enfants.

L'*impétigo sycosiforme* siége ordinairement sur la lèvre supérieure, au-dessous de la cloison-nasale ; on l'observe bien quelquefois aussi sur la lèvre inférieure, mais la première est toujours son lieu de prédilection. Il est caractérisé par des vésico-pustules qui se développent dans la barbe, autour des poils, suivent toute leur évolution, comme dans d'autres régions, se rompent rapidement et forment des croûtes jaunâtres, verdâtres, qui se détachent, tombent et laissent à leur place une surface ulcérée, donnant lieu à une sécrétion séreuse ou séro-purulente. Ce liquide se transforme également en croûtes, qui peuvent se succéder un grand nombre de fois avant la guérison complète de la maladie. C'est ce que **M.** Devergie appelle *sycosis impétigineux*. Or, cette éruption manque précisément de deux caractères essentiels et fondamentaux du sycosis, savoir : l'inflammation et l'induration du tissu cellulaire sous-cutané, et la chute ou la faible adhérence des poils de la barbe. Il est bien important de ne pas commettre cette confusion, car le traitement est tout à fait différent dans les deux affections.

L'impétigo acniforme, qui n'a pas été décrit, est caractérisé par le développement dans la barbe d'une multitude de petites vésico-pustules isolées, arrondies, d'une durée éphémère, sans base indurée, du volume d'une tête d'épingle ; on en voit huit, dix, douze apparaître en même temps, dans la partie inférieure du visage, mais toujours discrètes et isolées. Elles durent de trois à cinq jours, puis elles se rompent et sont remplacées par des croûtes, et il peut y avoir ainsi une succession de vésico-pustules et de croûtes qui prolongent la maladie des mois et des années. Rien n'est plus difficile à guérir que cette affection : je l'ai vue souvent résister à tous les moyens locaux et généraux, même à l'épilation bien faite et suivie de lotions parasiticides ; ces derniers moyens auraient dû réussir, si, comme le veut **M.** Bazin, cette affection n'était qu'une forme de sycosis dû à la présence du trichophyton.

On distingue, comme la précédente, cette variété d'eczéma du véritable sycosis, par l'absence d'induration du tissu cellulaire sous-cutané, et par l'adhérence des poils de la barbe. Pour ne rien omettre, ajoutons que, dans les deux cas, l'examen microscopique viendra encore fournir de nouvelles données au diagnostic.

Nous venons de vous exposer le tableau des différentes variétés d'eczéma, avec les caractères spéciaux à chacune d'elles. Avant de continuer notre sujet, nous croyons devoir vous faire remarquer que, malgré les différences qu'elles peuvent présenter, elles ont toutes un air de parenté et un fond commun, tels que rougeur, vésicules ou vésico-pustules, suintement et squames, qui les rangent dans une même famille et empêchent de les confondre avec toute autre éruption cutanée.

V

DE L'ECZÉMA

(SUITE.)

Complications. — Pour la facilité de l'étude, jusqu'ici nous avons supposé l'eczéma, ainsi que ses variétés, à l'état de simplicité; mais il n'en est pas toujours ainsi dans la pratique : l'eczéma peut être compliqué soit d'une autre affection de la peau, soit d'une affection des muqueuses.

Parmi les éruptions cutanées qui coexistent le plus fréquemment avec l'eczéma, nous trouvons d'abord le pityriasis, qui survient ordinairement à la fin de la maladie. Il se présente sous la forme d'une desquamation très fine, très légère, occupant les parties qui ont été le siége de l'éruption eczémateuse. En raison de leur concomitance si fréquente, nous nous sommes demandés si ces deux affections n'étaient pas une seule et même maladie, à une période différente de son évolution, et nous croyons cette opinion parfaitement soutenable.

Le lichen coïncide aussi très souvent avec l'eczéma ; l'association de ces deux éruptions est quelquefois tellement intime, qu'il est très difficile, pour ne pas dire impossible, de les distinguer. Du reste cette investigation serait tout à fait oiseuse et sans aucune utilité pratique. Il faut se contenter de dire qu'un eczéma est compliqué ou non de lichen, sans vouloir pousser l'analyse plus loin. C'est à cette réunion des deux éruptions qu'on a donné le nom de *lichen agrius* et d'*eczéma lichénoïde.*

Une autre complication également assez fréquente, ce sont les furoncles et les petits abcès. On en observe dans les seins chez les femmes, au cuir chevelu, mais surtout sous les aisselles. Ils peuvent se développer à toutes les périodes de la maladie, mais plus particulièrement à la seconde ou à la troisième.

Nous avons déjà parlé, à propos des dartres en général, des complications qui pouvaient survenir du côté des muqueuses, telles que bronchite chronique, entérite, gastralgie, et de l'espèce d'alternance qui pouvait s'établir entre l'éruption cutanée et une de ces affections ; il est inutile d'insister davantage sur ce sujet que nous avons déjà traité suffisamment.

Diagnostic. — Le diagnostic de l'eczéma est généralement facile ; il suffit pour l'établir d'avoir présents à l'esprit les signes essentiels de l'affection : vésicules, rougeur pointillée, suintement, croûtes jaunes, rocheuses, puis squames, qui plus tard deviennent furfuracées, comme dans le pityriasis. Joignez à cela les démangeaisons vives et la chaleur de la peau et vous aurez un tableau à peu près complet des signes diagnostiques de l'eczéma, qui sera toujours suffisant pour distinguer cette éruption des autres éruptions qui ont avec elle quelque similitude. Ces éruptions sont l'érythème, le pemphigus, le pityriasis et le psoriasis.

L'érythème peut être confondu avec l'eczéma à cause de la rougeur de la peau, mais il ne s'accompagne pas de suintement. On trouve bien quelquefois des petites vésicules ou vésico-pustules, mais elles sont éphémères, et, quand l'éruption érythémateuse s'accompagne de desquamation, celle-ci n'a lieu qu'une fois et ne se renouvelle pas.

Il existe une autre espèce d'érythème (l'*érythème inter-*

trigo) qui a pour siège l'interstice des fesses et la partie inférieure des seins, et qui est dû au frottement réitéré de ces parties ; il s'accompagne d'une rougeur et d'un suintement séreux qui le rendent plus difficile à distinguer de l'eczéma ; mais, dans ces cas-là, le suintement est beaucoup moins abondant et bien moins plastique, il ne se concrète pas et il n'empèse pas le linge qui en est taché. D'ailleurs, on le fait disparaître très facilement en s'opposant tout simplement au frottement des parties.

Un médecin peu familiarisé avec les éruptions cutanées pourrait confondre le pemphigus avec l'eczéma. Nous avons dit que de véritables bulles pouvaient être observées dans l'*eczema manuale*, par la réunion de plusieurs vésicules voisines, et l'apparence de ces bulles pourrait faire croire à l'existence d'un pemphigus ; mais dans l'eczéma les bulles ont toujours été précédées de vésicules et, dans le voisinage, il en reste toujours quelques-unes pour attester la nature de l'affection. En supposant l'absence de ces signes, la marche de l'éruption suffira, du reste, pour éclairer le diagnostic. En effet, dans le pemphigus, à une bulle dont vous ne pouvez constater que les vestiges, vous verrez bientôt en succéder une autre et ainsi de suite, tandis que l'eczéma bulleux a une marche aiguë. Lorsque l'on se trouve en présence d'un pemphigus foliacé, arrivé à une certaine phase de son évolution, on n'a sous les yeux que les débris des bulles et quelques parties dénudées, présentant des ulcérations superficielles, avec un léger suintement ; on peut alors éprouver de l'embarras, mais rappelez-vous que cette espèce de pemphigus occupe généralement la totalité du corps, et que vous ne trouverez pas un point du tégument externe qui soit sain, ce qui n'arrive jamais dans l'eczéma, quelque généralisé qu'il puisse être, et puis, examinez avec soin et presque toujours

vous trouverez, sur un point quelconque du corps, surtout
vers les extrémités, quelques bulles non encore rompues ou
à peine effacées. Enfin, si vous pouviez conserver quelque
doute, la largeur considérable des squames et le produit peu
plastique de sécrétion des parties dénudées viendraient dis-
siper toute espèce d'incertitude.

Dans le lichen il y a du suintement et des croûtes, mais
le suintement est moins abondant, les croûtes sont plus fines
et plus adhérentes que dans l'eczéma, de plus il y a une sécheresse, un épaississement et une rudesse de la peau qui ne
se rencontrent pas dans l'eczéma. Ajoutons, cependant, que
fréquemment l'eczéma et le lichen existent ensemble et asso-
cient leurs caractères spéciaux.

Nous trouvons dans le psoriasis une surface rouge et élevée
au-dessus de la peau, des squames épaisses, imbriquées,
blanchâtres, argentées, sèches, ne ressemblant en rien aux
squames de l'eczéma. Si, quelquefois, ces squames de psoriasis
ne se présentaient pas avec des caractères aussi bien définis,
et qu'on pût se tromper, il faudrait interroger les malades,
pour savoir s'il y a eu ou non sécrétion d'un liquide séreux,
empesant les linges, en un mot, analogue à celui qu'on observe
dans l'eczéma, et, suivant la réponse affirmative ou négative
du malade vous pourrez diagnostiquer un eczéma ou un psoriasis, car, dans cette dernière maladie, il n'y a jamais sécrétion.

Il est très difficile, avons-nous dit, et même impossible de
reconnaître le pityriasis de l'eczéma, arrivé à une certaine
période de son développement ; mais, nous le répétons, ce
diagnostic n'a aucune importance pratique, puisque le traitement est le même dans les deux cas. Quant à l'eczéma au
premier ou au second degré, il se distinguera toujours très
facilement du pityriasis par sa rougeur spéciale, par ses
vésicules, par son suintement et par ses croûtes.

M. Devergie décrit, sous le nom de *pityriasis rubra*, une maladie caractérisée par une surface rouge, affectant souvent la totalité de la peau et par des squames de la largeur d'une pièce de 50 centimes ou de 1 franc. Ces squames se détachent sur leurs bords, s'enroulent et ne tardent pas à tomber, pour faire place à d'autres squames tout à fait semblables. Dans cette affection il y a souvent une sécrétion séreuse, aqueuse, mouillant les linges sans les tacher. Cette maladie est généralement de longue durée. Le diagnostic, dit-il, pourra s'établir d'après ces signes spéciaux. Mais nous sommes peu portés à admettre, dans tous les cas cités par M. Devergie, la légitimité de cette espèce qui nous paraît se rattacher quelquefois à un véritable eczéma, d'autres fois à un pemphigus foliacé.

Il y a encore une autre éruption qui se rapproche beaucoup de l'eczéma, c'est l'herpès; mais dans cette affection les vésicules ne sont pas miliaires, comme dans l'eczéma ; elles sont plus grosses et sont groupées, au nombre de douze ou quinze, de manière à former des plaques arrondies et peu étendues. Elles ont une existence bien plus longue que les vésicules d'eczéma, qui ne durent souvent que quelques heures. De plus, la marche est bien différente : dans l'herpès les vésicules se rompent difficilement, il y a résorption de la sérosité ; quelquefois cette sérosité se transforme en pus et les pustules remplacent les vésicules, le pus lui-même peut être résorbé sans rupture des pustules. Quand il y a rupture des vésicules herpétiques, les ulcérations consécutives diffèrent encore de celles de l'eczéma ; elles sont arrondies, plus profondes. Enfin dans l'herpès, il n'y a pas, comme dans l'eczéma, ces générations de croûtes et de squames qui se succèdent un certain nombre de fois, avant la guérison complète de la maladie. En donnant ces caractères distinctifs, entre l'herpès et l'eczéma, nous avons surtout en vue l'*herpes zoster* ou *zona*; car plusieurs autres herpès (*herpes vulvaris, preputialis*) ont été, à tort suivant nous, séparés de l'eczéma dont ces éruptions ne sont que des variétés.

Pronostic. — L'eczéma par lui-même n'est pas une maladie qui compromette l'existence, mais il dénote une prédisposition particulière de l'économie qui expose les personnes qui en sont atteintes à des récidives continuelles. Quand il affecte des sujets faibles et débiles, il dure beaucoup plus longtemps ; c'est ce qui rend cette affection souvent incurable chez les vieillards.

Le pronostic est beaucoup plus fâcheux, lorsqu'il existe en même temps quelque affection interne ; bronchite, asthme, etc., parce qu'on ne peut pas guérir la maladie interne, sans donner une nouvelle intensité à l'éruption cutanée, et que souvent la disparition de celle-ci s'accompagne d'une aggravation notable, dans les phénomènes de la maladie interne.

Dans le pronostic, on doit également tenir compte de la marche et du siége de la maladie. La forme chronique, les récidives répétées sont des conditions fâcheuses et qui doivent faire craindre une prolongation indéfinie ; relativement au siége de l'éruption, nous signalerons, comme ayant une tendance à durer très longtemps, l'eczéma des aisselles, celui des seins, des parties génitales et des jambes ; pour ce dernier, l'existence des varices est encore une circonstance aggravante.

Étiologie. — L'étiologie de l'eczéma comprend, comme celle de toutes les autres maladies, l'étude des causes prédisposantes et celle des causes occasionnelles que nous allons énumérer successivement.

Parlons d'abord des causes prédisposantes.

Tous les âges sont prédisposés à l'eczéma, cependant on l'observe plus spécialement chez les jeunes sujets ; les enfants à la mamelle y sont très exposés ; on le rencontre aussi dans la seconde enfance et chez les adolescents. Il se montre aussi chez les adultes et chez les vieillards, mais il est rare que chez ces derniers il existe pour la première fois, le plus souvent il est à l'état de récidive. Généralement, on attribue à la dentition et au sevrage l'eczéma qui se développe dans la première enfance. Nous croyons à la première influence et non à la seconde. L'eczéma a une prédilection marquée pour le tempérament lymphatique, sans lui être tout à fait exclusif. Les changements de saisons sont aussi des causes prédisposantes ; l'éruption apparaît surtout au commencement du printemps et à la fin de l'automne. Comme causes prédisposantes, nous devons encore noter l'hérédité et certaines professions qui exposent aux veilles, au contact des substances âcres et à l'action d'une chaleur intense et longtemps prolongée (forgerons, fondeurs, boulangers, cuisiniers, etc.).

Parmi les causes occasionnelles, nous placerons en première ligne les excès de tous genres : excès de boissons, de table, une nourriture trop excitante, ragoûts, viandes faisandées, poissons de mer (surtout homards, coquillages, etc.), les chagrins, les émotions morales vives, les veilles et les fatigues de toute espèce. Enfin, nous devons encore mentionner les irritations locales de la peau : emplâtres, frictions sèches ou irritantes. Nous avons vu un simple emplâtre de diachylon, non-seulement développer un eczéma dans le point d'application et dans le voisinage, mais encore devenir le point de départ d'un eczéma général. Il est évident, dans ces exemples, que l'irritation locale ne fait que développer un principe diathésique qui n'attendait qu'une occasion pour se réveiller. Nous croyons en effet, ainsi que nous avons cherché à l'établir en parlant des dartres en général, que l'eczéma n'est pas une maladie locale, mais que l'éruption cutanée n'est que l'expression d'un vice particulier, soit inné, soit acquis d'une *diathèse*.

Traitement. — Au début, quand il y a prédominance des phénomènes inflammatoires, on ordonnera des boissons émollientes en abondance : tisane de chiendent, limonade, etc. On devra prescrire également des topiques émollients : bains, lotions avec eau de guimauve ou eau de son. Quand il y a des vésicules non encore rompues, il faut, autant que possible, respecter leur intégrité et s'abstenir de cataplasmes qui les ramolliraient et hâteraient leur rupture. Mais vous savez que ce premier degré n'a qu'une durée éphémère, et que le plus souvent on se trouve en face d'un eczéma arrivé à la seconde période de son évolution. Alors, aux moyens que nous venons d'énumérer vous devrez ajouter les cataplasmes de riz et de fécule, qui doivent être préférés à ceux de farine de lin, souvent irritante. A ces remèdes locaux joignez les moyens généraux. Les principaux sont : les purgatifs souvent répétés, pour diminuer la sécrétion abondante qui existe à la surface de la peau, en développant une dérivation intestinale. Ces purgatifs doivent être prolongés pendant plusieurs semaines et ils sont indiqués tant que persiste la sécrétion séreuse. On peut employer les purgatifs salins ou les drastiques, mais la préparation purgative à laquelle nous donnons la préférence consiste dans une infusion de pensée sauvage et de séné, d'après la formule suivante :

```
Pensées sauvages. . . . . . . . . . . 8 à 16 grammes.
Follicules de séné . . . . . . . . . . 4 à  8   —
Eau bouillante. . . . . . . . . . . . 3 à  4 verres.
```

Le malade prend de cet apozème deux, trois ou quatre verres, soit tous les jours, soit deux ou trois fois par semaine, de manière à avoir trois ou quatre selles par jour. On peut d'ailleurs augmenter ou diminuer les doses, suivant la susceptibilité des sujets. Nous avons souvent donné cette tisane purgative pendant deux ou trois mois, dans des cas rebelles, sans voir aucun inconvénient et notamment sans constater aucun accident du côté du tube digestif. Comme moyen général et topique en même temps, il faut mentionner les bains, bains amidonnés, bains de vapeur, soit isolément, soit d'une manière alternative. Les bains de vapeur sont indiqués surtout dans l'eczéma de la face ou du cuir chevelu ; ils agissent alors comme moyen topique très efficace. Une précaution importante dans l'emploi des bains de vapeur, c'est que la température ne soit pas trop élevée ; il ne faut pas qu'elle dépasse 32° ou 33° Réaumur. Au delà ils déterminent de la congestion à la peau et peuvent augmenter l'inflammation. Ces moyens, les antiphlogistiques émollients locaux et généraux et les purgatifs, réussissent souvent, et, avec leur aide, la maladie arrive plus ou moins vite à la résolution complète ; mais dans d'autres cas l'eczéma persiste, il reste stationnaire au second ou au troisième degré, il s'aggrave de temps en temps par quelques poussées aiguës et il tend à s'éterniser ; c'est alors que l'on doit recourir aux modificateurs généraux, dont les principaux sont : l'huile de foie de morue, les préparations arsenicales et le soufre. Mais ces moyens ne doivent pas être employés au hasard et sans discernement. Il y a des indications pour l'huile de foie de morue, d'autres pour les préparations arsenicales, que la sagacité du médecin pourra seule saisir et apprécier. Ainsi l'huile de foie de morue est surtout indiquée chez les individus à tempérament lymphatique et particulièrement chez les jeunes sujets.

Les préparations arsenicales, au contraire, réussissent mieux chez les individus à tempérament nerveux et chez ceux qui n'ont aucun des attributs du tempérament lymphatique. Les préparations arsenicales les plus généralement employées sont les solutions d'acide arsénieux ou d'arséniate de soude ; les liqueurs de Fowler, de Pearson ont l'avantage de ne réveiller aucune défiance de la part du malade, et de pouvoir lui faire prendre de l'arsenic à son insu : nous les recommandons dans la pratique.

Les préparations sulfureuses à l'intérieur ou à l'extérieur doivent être réservées à ces cas d'eczéma développé chez les sujets à tempérament lymphatique peu prononcé, chez lesquels la maladie a de la tendance à se perpétuer. On ne doit y recourir que lorsque la maladie est arrivée à la troisième période. On les emploie aussi avec avantage pendant la convalescence, et même après la disparition de toute éruption, pour consolider la guérison. Les sulfureux sont surtout donnés sous forme d'eaux minérales naturelles ; les plus efficaces sont : les eaux d'Enghien, de Baréges, de Luchon, de Saint-Gervais, d'Uriage. Pour les malades qui ne présentent aucun signe de scrofules, nous avons, d'après notre expérience personnelle, une prédilection marquée pour les eaux de Saint-Gervais qui, par leur légère sulfuration, par leurs propriétés laxative et diurétique, nous paraissent être spécialement applicables au traitement de l'eczéma.

On a encore préconisé contre l'eczéma une foule de pommades et de lotions, et même les charlatans n'emploient pas d'autres remèdes ; mais nous devons vous prémunir contre ces moyens, qui sont nuisibles le plus souvent ; nous vous ferons remarquer que les pommades ne peuvent être de quelque utilité qu'à la fin du troisième degré, lorsque les phénomènes inflammatoires sont très mitigés. On a conseillé les pommades soufrées, mais nous devons placer au premier rang les préparations mercurielles ; ainsi la pommade au calomel d'après la formule suivante :

> Axonge. . . . . 30 grammes.
> Calomel . . . . 0,25 ou 0,50 centigr.

Celle au deutochlorure de mercure :

> Axonge. . . . . 30 grammes.
> Deutochlorure d'hydrargyre. . . . . . . 0,05 ou 0,10 centigr.

Puis celle de protonitrate, employée surtout dans les eczémas chroniques, sous cette formule :

> Axonge. . . . . 30 grammes.
> Protonitrate d'hydrargyre. . . . . 0,05 ou 0,10 centigr.

On emploie encore l'onguent citrin, qui n'est que du nitrate de mercure, sous cette formule :

> Axonge. . . . . 30 grammes.
> Onguent citrin . . . . 2, 3, 4 ou 5 centigr.

Nous devons également mentionner la pommade à base de cyanure de potassium, qui réussit quelquefois à calmer les démangeaisons, surtout aux parties génitales.

Il y a les solutions de sublimé, qui ont également pour but de calmer les démangeaisons :

> Eau. 100 grammes.
> Sublimé . . . . 10 ou 20 grammes.

On a réussi encore quelquefois avec les lotions d'eau blanche, avec la pommade camphrée, avec la pommade contenant de l'oxyde de zinc. Mais, nous le répétons, ces divers topiques doivent être employés avec précaution.

Enfin la partie la plus importante du traitement est la diététique qui doit être continuée bien longtemps, après la disparition de l'éruption, si l'on veut être à l'abri d'une récidive. Ainsi le malade aura un régime sévère, il s'abstiendra de liqueurs, de café, de boissons fermentées et d'aliments trop excitants et fortement épicés.

VI

DU LICHEN

Le mot *lichen* est très ancien : nous le trouvons dans Hippocrate, Galien, Celse, Aétius ; mais il faut bien savoir que, dans les anciens auteurs, il avait un sens très vague et très mal déterminé. Dans les ouvrages des médecins du moyen âge, on retrouve encore ce mot, mais aussi mal défini que dans les écrits de leurs prédécesseurs. Willan et Bateman eurent le mérite de lui donner, les premiers, un sens plus exact, plus précis, en l'employant pour désigner une éruption de petites papules agglomérées. Ces auteurs considèrent donc le lichen, comme une éruption papuleuse ; Alibert le range dans la classe des affections scabieuses, il l'appelle prurigo lichénoïde ou furfurant; dans notre classification, nous l'avons placé au nombre des affections dartreuses. Il présente, en effet, tous les principaux caractères de ce groupe de maladies : dispersion sur différents points du corps, extension, chronicité, récidive facile, etc.

Nous définirons le lichen une maladie de peau caractérisée, à son début, par l'éruption de petites papules, ordinairement un peu serrées les unes à côté des autres, présentant une rougeur qui ne tarde pas à s'effacer, et, plus tard, par une altération plus profonde de la peau qui devient épaisse, rude, et dont les plis augmentent de profondeur.

Tous les symptômes que nous allons vous exposer ne seront, pour ainsi dire, que la paraphrase de ces principaux caractères : épaississement, rudesse de la peau et exagération de ses plis. La maladie débute quelquefois par de la cuisson et une démangeaison assez vive dans une étendue plus ou moins considérable et même sur toute la surface du corps ; bientôt après, éruption de petites papules, c'est-à-dire de petites saillies pleines ne contenant ni sérosité, ni pus, ordinairement acuminées, se rapprochant les unes des autres et agglomérées de manière à former des plaques dont la surface est hérissée, rugueuse et inégale. Ces papules sont ordinairement rouges, ainsi que la peau qui les environne ; dans les régions où se développe cette éruption, elle amène du gonflement : il en résulte un épaississement notable de la peau qui dure autant que la maladie elle-même, et peut persister quelque temps après elle. La présence de ces papules, sur une peau épaisse, détermine une rudesse spéciale et une exagération de ses plis qui peut aller jusqu'aux crevasses, et même jusqu'à de véritables rhagades. A ces phénomènes fondamentaux s'en joignent d'autres, qui sont accessoires mais aussi constants. C'est d'abord un léger suintement apparaissant, sous forme de petites gouttelettes de sérosité qui se concrètent, en petites croûtes d'un aspect particulier : elles sont minces, dures, sèches, d'une couleur grise ou noire, n'ayant aucune ressemblance avec celles de l'eczéma qui s'en éloignent par leur volume, leur mollesse et leur couleur jaune ; quelques-unes de ces petites concrétions, celles qui sont noires, sont formées par du sang coagulé et desséché à la surface des papules. L'épanchement de sang et de sérosité est dû à l'excoriation des papules. En effet, un phénomène inséparable de l'existence des papules est une démangeaison vive que nous avons vu, dans quelques cas, précéder l'éruption et qui se continue après elle. Cette démangeaison s'accompagne de chaleur; elle est parfois atroce et tellement vive que les malades ne peuvent résister au besoin de se gratter; ce besoin est d'autant plus impérieux, qu'en se grattant ils éprouvent une certaine sensation de plaisir et que chaque friction est suivie d'un moment de répit. Il en résulte que les malades excorient et déchirent avec leurs ongles les sommets des papules, de là écoulement de sérosité et de sang, et formation de petites croûtes. La cuisson et les démangeaisons du lichen se font sentir particulièrement le soir et la nuit.

Ordinairement le lichen ne présente pas de phénomènes généraux; quelquefois cependant, surtout au début, il y a un peu de malaise, de céphalalgie, d'inappétence, et un léger mouvement fébrile; mais tout cela se dissipe au bout de quelques jours, et vous voyez des individus atteints de lichen intense, présenter tous les attributs d'une santé parfaite. Cependant, à cette règle il faut noter quelques exceptions, heureusement très rares; quelquefois les démangeaisons sont tellement vives qu'elles privent complétement les malades de sommeil, et, quand ces insomnies se prolongent, elles ne tardent pas à déterminer un affaiblissement considérable, de la maigreur et des troubles de la digestion. Parmi ces troubles digestifs, nous devons signaler la gastralgie dont on a singulièrement exagéré la fréquence et la valeur séméiotique dans le lichen. En effet, M. Devergie et d'autres, frappés de la coïncidence de la gastralgie avec le lichen, ont été victimes d'une fausse induction, en rapportant à la maladie cutanée ce qui, le plus souvent, n'était que la conséquence d'un tempérament nerveux. Le lichen est quelquefois limité à un petit espace : mais, le plus ordinairement, comme toutes les maladies dartreuses, il tend à gagner et à envahir chaque jour un nouveau terrain; il peut même occuper presque tout le corps. Toutes les régions de la peau sont susceptibles d'en être atteintes ; cependant la maladie semble avoir une prédilection particulière pour certaines parties, et, en particulier, pour la partie postérieure et latérale du cou, pour la face antérieure des cuisses et pour les mains. C'est surtout aux mains que vous verrez ces crevasses et ces espèces de rhagades dont nous vous avons parlé. Le lichen s'observe encore assez souvent aux extrémités inférieures, aux cuisses, au dos, aux pieds et aux parties génitales où il constitue une variété importante. Il se développe rarement sur le cuir chevelu, surtout lorsque les cheveux ne sont pas tombés. Chez les sujets chauves, on observe quelquefois une éruption papuleuse qui a une certaine ressemblance avec le lichen, mais qui en diffère essentiellement.

Siége anatomique. — Quel est le siége anatomique du lichen ? M. Cazenave prétend que le lichen est l'inflammation des papilles nerveuses de la peau, et il appuie son opinion, sur l'existence des démangeaisons atroces que nous avons signalées, et qui semblent, en effet, annoncer une perturbation nerveuse. Mais M. Cazenave donne-t-il une preuve anatomique du fait qu'il avance ? Nullement. C'est donc une pure hypothèse, qui ne repose sur aucune base solide. En effet, le lichen est-il la seule affection de la peau qui présente des démangeaisons ? N'en trouvez-vous pas d'aussi vives, d'aussi tenaces dans le psoriasis, l'eczéma ? De plus, les données anatomiques, loin de confirmer l'opinion de M. Cazenave, se trouvent en opposition formelle avec elle. Les papilles nerveuses de la peau sont, en effet, très nombreuses dans certaines régions, à la paume de la main par exemple, et l'on voit très rarement, pour ne pas dire jamais, du lichen dans cette région. Enfin, les papilles nerveuses de la peau affectent une forme déterminée, une disposition particulière :

elles décrivent des courbes plus ou moins régulières et concentriques, et jamais on ne trouve cette disposition dans le lichen. D'ailleurs, dans le lichen il n'y a pas seulement des papules, il y a aussi de la sécheresse, de l'épaississement de la peau et de l'exagération de ses rides, qui ne s'expliquent pas, dans l'hypothèse de M. Cazenave. Maintenant qu'avons-nous à mettre à la place de la théorie que nous venons de détruire? Rien. Cependant, si nous étions dans l'obligation d'avoir une opinion arrêtée sur le siége anatomique du lichen, nous le placerions volontiers, à côté de l'eczéma qui vient si souvent le compliquer, dans les parties profondes de l'épiderme, dans le corps muqueux, et nous appuierions notre manière de voir sur la coloration brune de la peau, qui existe souvent à la suite du lichen, et qui semble démontrer que le lichen siége dans la partie où se trouve le pigment, c'est-à-dire dans le corps muqueux. Sans doute, cette preuve serait insuffisante pour se prononcer, mais remarquez bien que c'est une simple hypothèse que nous faisons et que nous n'y attachons pas la moindre importance.

Comme toutes les maladies de la peau, le lichen n'est pas toujours semblable à lui-même. Donc il faut admettre des variétés, variétés qui formeront deux groupes : celles suivant l'aspect et celles suivant le siége.

VARIÉTÉS SUIVANT L'ASPECT.

Nous en reconnaîtrons quatre principales, savoir : 1° le *lichen simple*, 2° le *lichen circonscrit*, 3° le *lichen agrius* et 4° le *lichen invétéré*.

1° LICHEN SIMPLE. — Le lichen simple n'est autre chose que l'affection, avec les caractères que nous venons de décrire, mais à un degré peu prononcé. La maladie se rencontre surtout au

dos de la main, à la face externe des avant-bras et des
cuisses et aux parties latérales du cou. Elle est caractérisée
par une éruption de petites papules, de couleur rouge, réunies
les unes à côté des autres ; ces papules sont peu saillantes et
ont peu de tendance à s'excorier ; au bout de sept ou huit
jours elles s'affaissent, et sur leur sommet se développent de
petites squames. Alors la peau présente une sécheresse, une
rudesse et un épaississement très marqué. Les rides sont
très exagérées et offrent l'aspect de ces hachures qu'on
observe dans quelques dessins. Dans cette variété, les démangeaisons sont assez vives, mais pas autant que dans les autres
dont nous allons parler. Les malades éprouvent bien le besoin
de se gratter et ils s'excorient légèrement ; mais jamais les
démangeaisons ne leur causent ces insomnies si pénibles que
nous avons déjà signalées. Elles ne durent guère qu'une
demi-heure ou une heure, le soir quand le malade se couche.

Le lichen simple cède facilement au traitement : au bout
d'un mois ou six semaines d'une thérapeutique convenable,
on voit les papules s'affaisser et disparaître. L'épaississement
diminue graduellement et la peau reprend son état naturel ;
souvent la place occupée par le lichen est marquée, après la
disparition de la maladie, par une légère tache pigmentaire
qui peut persister assez longtemps. Il ne faut pas oublier que
la récidive est très facile et très fréquente, et qu'il est toujours avantageux de continuer le traitement, plusieurs semaines, encore après la guérison.

2° Lichen circonscrit. — Le lichen circonscrit est caractérisé par des plaques arrondies, à limites parfaitement arrê-
tées et de la grandeur d'une pièce de cinq francs au plus. Ces
plaques occupent ordinairement la partie externe des avant-
bras. Il est rare de n'en rencontrer qu'une seule ; ordi-

nairement il en existe plusieurs. Elles sont couvertes de petites papules très rapprochées, au point de se toucher et de se confondre par leur base; il résulte de cette réunion, que la surface malade est hérissée d'une foule de petites aspérités. Ces éminences acuminées s'affaissent et disparaissent complétement, au bout de quelques jours; elles sont remplacées par des squames adhérentes, dures, rugueuses, qui donnent à la peau un nouvel aspect, tout particulier, plus sec et plus hérissé que dans l'eczéma; au-dessous de ces squames on trouve toujours la peau plus ou moins épaissie.

Il n'est pas rare de voir, sur une plaque de lichen circonscrit, quelques vésicules se développer à côté des papules. Ces vésicules se rompent, forment des croûtes, en un mot se comportent absolument comme dans l'eczéma, et il existe alors un mélange d'eczéma et de lichen, mélange qu'il est plus commun de rencontrer que ne le disent les ouvrages classiques.

Enfin, nous devons mentionner une autre disposition très curieuse du lichen circonscrit, c'est la forme *circinée;* le centre de la plaque se guérit avant la périphérie, de sorte que, si l'on n'a pas assisté au début de l'affection et si on ne l'a pas suivie dans toutes ses phases, on pourrait très bien, au premier abord, la prendre pour un herpès.

3ᵈ LICHEN AGRIUS. — Le lichen agrius est le lichen aigu; souvent associé à un peu d'eczéma, il est caractérisé non par de simples papules, mais par un mélange de papules et de pustules dont le sommet excorié sécrète une sérosité susceptible de se concréter. Cette variété débute ordinairement par une sensation de chaleur et de cuisson; la peau devient rouge et bientôt, sur cette rougeur, apparaissent des papules, assez petites d'ailleurs, mais s'excoriant promptement et sécrétant une sérosité assez-abondante; au milieu de ces papules, on rencontre certainement quelques vésicules d'eczéma qui se rompent et donnent lieu à des ulcérations superficielles, laissant suinter une sérosité concrescible. De ce mélange de vésicules et de papules résulte un état qui tient aussi bien de l'eczéma que du lichen, et qui offre une difficulté très grande de diagnostic, lorsqu'on ne veut s'appuyer que sur les lésions élémentaires. Mais ce diagnostic n'a aucune importance et il est tout à fait inutile, dans ces circonstances, de faire la part du lichen et de l'eczéma : ces deux affections existent simultanément, c'est leur mélange qui constitue le *lichen agrius*, et c'est à leur développement simultané qu'on doit attribuer l'aspect particulier de cette variété.

La marche du lichen agrius est rapide et l'amélioration survient assez promptement ; mais il faut ajouter que les recrudescences sont très fréquentes : les papules reviennent, s'excorient de nouveau, et la maladie se présente avec les mêmes caractères qu'auparavant. Il y a en même temps sécheresse, rudesse et épaississement de la peau malade. Au bout d'un certain temps, toute sécrétion cesse pour faire place à de petites squames épidermiques qui sont elles-mêmes bientôt remplacées par une simple rudesse de la peau. Plus tard, cette membrane reprend enfin son état normal, mais cela n'arrive guère avant trois ou quatre mois.

4° LICHEN INVÉTÉRÉ. — Le lichen invétéré est moins caractérisé par l'éruption papuleuse que par la persistance et la ténacité des altérations du tégument externe. Il y a bien, au début, des papules, mais elles sont éphémères et les caractères spéciaux de la variété actuelle sont un épaississement et une sécheresse extrêmes de la peau et une exagération de ses rides, altérations qui ne disparaissent pas. Il faut ajouter une desquamation cutanée constituée par des squames épaisses qui pourraient être prises pour des squames de psoriasis. Une autre particularité de cette forme de lichen c'est que souvent, en même temps que toutes ces lésions, on voit survenir des éruptions vésiculeuses et même pustuleuses qui se reproduisent de temps en temps. Ces vésicules et ces pustules se rompent, donnent lieu à une sécrétion de sérosité, puis disparaissent au bout de quelques jours, pour revenir bientôt après.

Le lichen invétéré est très rebelle, il se prolonge pendant des années entières, quelquefois même pendant toute la vie, avec des alternatives de bien et de mal. Les malades atteints de cette affection présentent une peau sèche, squameuse, épaisse, ridée, et qui rappelle l'aspect de la peau des vieillards. Après l'indication des quatre variétés réelles que nous avons cru devoir admettre et conserver, nous avons encore à indiquer quelques autres variétés plus ou moins légitimes qu'on trouve signalées dans les auteurs, ce sont : le *lichen urticatus*, le *lichen gyratus*, le *lichen tropicus*, le *lichen lividus* ; nous allons indiquer brièvement les caractères qui ont fait rattacher ces affections au lichen.

LICHEN URTICATUS. — Le *lichen urticatus* n'est pas du lichen proprement dit, c'est plutôt un érythème accompagné de strofulus ou une espèce d'urticaire. Il est caractérisé par de larges plaques rouges accompagnées de démangeaisons; souvent ces plaques disparaissent, au bout de quelques heures, pour réapparaître quelque temps après, absolument comme dans l'urticaire.

LICHEN GYRATUS. — C'est une variété très peu importante fondée sur la forme spéciale de l'éruption : au lieu de former des plaques, le lichen est disposé par bandes dont la direction et l'étendue varient beaucoup.

LICHEN TROPICUS. — Nous ne ferons que mentionner cette variété. Elle ne s'observe que dans les contrées tropicales, par conséquent elle est tout à fait étrangère aux nôtres. Ce qui la caractérise surtout, c'est la grosseur des papules : nous ne savons pas si on doit la rattacher au vrai lichen.

LICHEN LIVIDUS. — Cette variété, qui paraît également peu importante, semble due à la coïncidence d'un état cachectique et du lichen : les papules au lieu d'être rouges, sont violacées, et il existe des phénomènes généraux d'adynamie. Relativement au siége on a encore décrit le *lichen pilaris* et le *lichen podicis*.

LICHEN PILARIS. — On a donné ce nom à une maladie caractérisée par une multitude de petites saillies arrondies, constituées par l'augmentation du volume des follicules pileux : les parties malades ont l'aspect que prend la peau dans cet état particulier désigné vulgairement, sous le nom de *chair de poule*. C'est à tort que cette affection a été rapportée au lichen : c'est pour nous une variété du pityriasis que nous désignons avec M. Devergie sous le nom de *pityriasis pilaris*.

LICHEN PODICIS. — Cette dernière variété de lichen, décrite encore sous le nom de *prurigo podicis*, affecte le périnée. Elle présente rarement des papules et elle est caractérisée par un épaississement de la peau et une exagération de ses plis qui ressemble beaucoup à ces hachures de dessin dont nous avons déjà parlé ; il y a en même temps des démangeaisons atroces. On peut rapprocher de cette variété le lichen qui existe aux parties génitales de la femme. Cette affection, qui se complique fréquemment aussi d'eczéma, est très rebelle ; elle se prolonge souvent pendant des années et constitue une maladie excessivement pénible.

Marche. Terminaison. — Le lichen est une affection généralement très longue ; une fois développée elle présente souvent des recrudescences, et, quand elle guérit, elle récidive facilement : quelquefois, au moment où l'on croit toucher à sa fin, survient une nouvelle poussée qui la prolonge, et plusieurs poussées peuvent ainsi se succéder, avant que la peau ait repris son aspect normal et sa souplesse habituelle. La guérison peut s'obtenir cependant, mais elle n'est pas toujours solide. De plus, la peau des parties qui ont été malades conserve souvent une épaisseur et une rudesse qui n'existent pas sur les autres régions du corps ; quelquefois aussi les points qui ont été affectés subissent une altération de couleur qui persiste plus ou moins longtemps : ils sont plus foncés, par suite d'une accumulation plus grande de pigment.

Diagnostic. — Le diagnostic est assez difficile à établir, surtout si on ne veut le baser que sur l'existence des papules, car elles sont difficiles à rencontrer ; tantôt elles sont éphémères, tantôt elles sont dénaturées par des croûtes ; d'autres fois elles sont compliquées d'autres éruptions. Les meilleurs signes, pour reconnaître le lichen, sont la sécheresse et l'épaississement de la peau, ainsi que l'exagération de ses plis, altérations qui ne manquent jamais.

Les affections qui peuvent simuler le lichen sont : le prurigo, l'eczéma, le psoriasis et l'herpès circiné.

Le prurigo peut être distingué facilement du lichen : la première affection est caractérisée par de grosses papules disséminées et recouvertes à l'extrémité d'une croûte noire de sang desséché, mais on ne rencontre pas l'épaississement et la rudesse de la peau ; dans le lichen, outre ces derniers caractères, les papules, lorsqu'elles existent encore, sont très petites, serrées les unes contre les autres, et ne sont recouvertes que d'une petite croûte grise ou verdâtre.

L'eczéma est en général facile à distinguer du lichen. En effet, qu'est-ce que nous avons dans le lichen ? Des papules, éminences pleines avec sécheresse et épaississement de la peau. Maintenant que trouvons-nous dans l'eczéma ? Des vésicules remplacées, quand elles se rompent, par de petites ulcérations et une sécrétion abondante de sérosité qui tache et empèse les linges et se concrète en croûtes molles, jaunes, assez épaisses. Plus tard, lorsque les lésions élémentaires ont disparu, ces deux maladies se distinguent encore: dans le lichen la peau est rude, épaisse ; dans l'eczéma, elle est lisse, mince et présente un luisant particulier. Cependant il est une variété de lichen qui se rapproche assez de l'eczéma, c'est le *lichen agrius*. Les deux maladies sont alors réunies sur le même individu, il y a un véritable mélange de vésicules et de papules, mais nous avons déjà dit que ce diagnostic n'avait aucune importance pratique. On a encore donné, avec beaucoup de raison, à cette association des deux maladies, le nom d'*eczéma lichénoïde* ou de *lichen eczémateux* ; il en a été question en traitant du diagnostic de l'eczéma.

Le psoriasis ressemble quelquefois ua lichen circonscrit. Ce n'est pas dans le point même où siége la maladie qu'il faut aller chercher les signes diagnostiques, mais dans le voisinage et sur toute la surface du corps. Comme le psoriasis a son siége d'élection aux coudes et aux genoux, ce sont ces régions que vous examinerez, pour constater d'autres traces de la maladie. Si les coudes et les genoux sont sains, vous pouvez sans crainte de vous tromper diagnostiquer un lichen, et, dans le cas contraire, un psoriasis.

L'herpès circiné peut être confondu quelquefois avec le

lichen circonscrit, et souvent il est difficile d'établir le diagnostic. Cependant il faut se rappeler que dans le lichen la forme circulaire n'est jamais aussi bien accusée que dans l'herpès, et que dans cette dernière affection les squames sont bien plus molles, bien moins épaisses et que le cercle a une grande tendance à gagner promptement en étendue. A défaut de ces signes, on peut en invoquer un autre : dans l'herpès circiné, qui est une maladie parasitaire, il y a un parasite végétal, un cryptogame que le microscope vous fera découvrir facilement.

Un dernier mot pour terminer ce qui se rapporte au diagnostic du lichen.

On a cherché à établir le diagnostic du lichen et de la gale. Disons tout de suite que la question a été mal posée : il ne s'agit pas en effet de reconnaître ces deux maladies isolément, mais de s'assurer si elles n'existent pas en même temps chez le même individu ; par conséquent au lieu de tenter, comme on l'a fait, d'établir un diagnostic différentiel de ces deux affections, vous devez examiner si, en même temps que le lichen, il n'existe pas quelques caractères de la gale (prurigo, ecthyma, eczéma du sein chez la femme), et surtout rechercher avec soin le sillon et son acarus à leur lieu d'élection.

Pronostic. — Le lichen n'est pas une maladie dangereuse, mais sa ténacité, les démangeaisons atroces qu'il occasionne et les insomnies pénibles, qui en sont la conséquence, rendent quelquefois l'existence bien triste aux malades atteints de cette affection. Nous avons dit que le lichen pouvait guérir, mais nous avons signalé en même temps la facilité et la rapidité de ses récidives surtout dans les formes invétérées.

Étiologie. — Dans l'étiologie nous distinguons les causes prédisposantes et les causes occasionnelles.

Causes prédisposantes. — On observe le lichen à tous les

âges; les deux sexes y sont également prédisposés; quant au tempérament, il a une influence incontestable; ainsi on a dit, avec raison, que le lichen était la dartre du tempérament nerveux. En effet, cette maladie se développe surtout chez les individus secs, à tempérament nerveux ; nous ne voulons pas dire pour cela que les autres tempéraments en soient complétement exempts, mais ils y sont certainement moins exposés que le premier. C'est peut-être une des raisons qui ont engagé M. Cazenave, mais à tort, comme nous l'avons dit, à placer le siége de cette maladie dans la partie nerveuse de la peau. Il faut encore noter, comme ayant une grande influence sur l'éruption, les saisons : c'est principalement aux changements de saisons, à l'automne et au printemps, que l'on voit le lichen se manifester ou récidiver ; il paraît plus commun en hiver qu'en été, souvent il commence et cesse avec les froids. L'hérédité est encore une cause du lichen. Bien des fois vous trouverez chez les ascendants, sinon un lichen, au moins un eczéma, un psoriasis; enfin certaines professions exposent davantage que d'autres à cette affection, pourvu, bien entendu, que la diathèse existe à l'état latent. Ces professions sont toutes celles qui exposent au contact de substances irritantes.

Causes occasionnelles. — Les causes qui déterminent le réveil de la diathèse et son explosion cutanée sont à peu près les mêmes que celles de l'eczéma : excès de table et de boisson, nourriture trop excitante, chagrin, émotions morales vives; refroidissement, le corps étant en transpiration; contact des substances chimiques irritantes.

Le lichen est-il contagieux ? Certains auteurs et à leur tête M. Devergie admettent cette contagion. Mais, malgré une autorité aussi imposante, tous les faits qui ont été soumis à notre observation nous font rejeter cette opinion. Chaque jour, en effet, nous voyons des individus sains coucher avec des individus atteints de lichen, sans jamais contracter la maladie, et nous sommes contraints d'expliquer les faits cités en faveur de la contagion par une erreur de diagnostic.

Traitement. — Au commencement de la maladie, il faut employer un traitement préparatoire : les émollients généraux et locaux ; il faut calmer la susceptibilité de la peau, à l'aide de bains tièdes, rendus émollients par l'addition de farine, de son ou d'amidon. Pendant quelques jours, on fait prendre au malade des boissons rafraîchissantes, acidulées et mucilagineuses. Dans le *lichen agrius* il faut de bonne heure employer les cataplasmes de fécule de pomme de terre ou de farine de riz; enfin, après quelques jours de préparation, on arrivera au véritable traitement, c'est-à-dire on cherchera à produire une modification de l'économie et de la peau : de là deux ordres de moyens, les remèdes généraux et les remèdes locaux. Biett attribuait dans le lichen une vertu très grande aux alcalins administrés à l'intérieur et à l'extérieur. A l'intérieur il faisait boire une solution de 2, 3, 4 ou 6 gram. de sous-carbonate de soude par jour; comme traitement externe, il faisait prendre des bains alcalins presque tous les jours. Ce traitement par les alcalins préconisé par Biett a été employé par M. Cazenave, et l'est encore par M. Devergie, surtout à cause des idées que ce médecin professe, touchant la gastralgie concomitante du lichen. Nous avons aussi eu recours à ce traitement, et il nous a bien réussi quelquefois, dans quelques variétés, particulièrement dans le *lichen simple* ; mais dans le lichen invétéré il a complétement échoué entre nos mains. Du reste, nous attachons bien peu d'importance aux alcalins donnés à l'intérieur et nous avons plus de confiance aux bains alcalins, alternant avec les bains de vapeur ; les uns et les autres modifient localement la peau.

Nous y joignons ordinairement l'usage d'une tisane amère. Ces moyens nous ont réussi, dans quelques cas de lichen simple et circonscrit, mais il faut qu'ils soient prolongés pendant longtemps, même après la disparition de l'éruption.

Cependant ce traitement n'est pas toujours suffisant ; le plus souvent, surtout dans la forme invétérée, il faut arriver à une autre médication. M. Cazenave, d'après ses idées théoriques sur le siége anatomique de la maladie, conseille les narcotico-âcres à l'intérieur ; mais remarquez qu'en même temps que la belladone, la jusquiame et le datura stramonium, il emploie aussi les bains alcalins et les bains de vapeur. Les préparations narcotiques ne nous ont jamais réussi dans la forme de lichen invétéré ; ils peuvent néanmoins être des auxiliaires très utiles, lorsqu'il existe des insomnies.

Dans le cas de lichen invétéré, il faut recourir aux modificateurs profonds de l'économie. Ces modificateurs sont les préparations arsenicales et la teinture de cantharides.

Les préparations arsenicales que nous employons habituellement consistent dans une solution faite d'après la formule suivante :

<pre>
Eau distillée . . . . 250 grammes
Acide arsénieux ou arséniate de soude. .   0,05 ou 0,10 centigr.
</pre>

On donne une cuillerée à bouche de cette solution tous les jours, et, au bout de quelques jours, on peut porter la dose à deux cuillerées ; on joint à cela les bains alcalins et les bains de vapeur. Ce traitement doit être continué pendant longtemps, trois ou six mois, suivant le degré de la maladie.

La teinture de cantharides se donne à la dose de quatre gouttes en commençant, deux le matin et deux le soir, dans un julep ou un verre d'eau ou de tisane ; la dose peut être augmentée graduellement et portée jusqu'à 20, 25 ou 30 gouttes par jour. Mais il peut survenir, du côté de la vessie, des accidents qui se manifestent par de l'ardeur et de la sensibilité en urinant; il faut alors suspendre le traitement, sans attendre la présence du sang dans les urines. M. Devergie préfère la teinture de cantharides aux préparations arsenicales ; notre expérience personnelle n'est pas d'accord avec les résultats obtenus par notre savant collègue.

L'action de ces modificateurs de l'économie doit être aidée par la diététique des maladies dartreuses, qui est peut-être elle-même le modificateur le plus puissant.

Les moyens locaux qu'on emploie dans le lichen ont principalement pour but de calmer les démangeaisons. On a quelquefois réussi avec des lotions d'eau blanche ; on a conseillé le cyanure de potassium, en pommade, d'après la formule suivante :

Axonge	30 grammes.
Cyanure de potassium	0,05 ou 0,10 centigr.

On a encore employé dans le lichen circonscrit les pommades d'oxyde de zinc et de camphre :

Axonge	30 grammes.
Oxyde de zinc.	4 ou 8 —
Camphre.	2 ou 4 —

Cette pommade s'emploie matin et soir.

Dans le *lichen agrius* on se sert quelquefois de la pommade faite avec du calomel et du tannin :

Axonge	30 grammes.
Calomel	1 —
Tannin	2 ou 3 —

Enfin nous devons aussi mentionner les cautérisations avec le nitrate d'argent, dans quelques cas de lichen circonscrit.

Comme complément du traitement du lichen, nous devons encore indiquer quelques eaux minérales. Les eaux qu'on emploie ordinairement sont les eaux alcalines et les eaux sulfuro-alcalines. Les eaux alcalines sont les eaux de Vichy et de Plombières, utiles surtout dans le lichen compliqué de gastralgie. Les eaux sulfuro-alcalines sont celles de Saint-Gervais, d'Uriage et des Pyrénées ; mais, parmi ces dernières, il en est quelques-unes que l'on doit préférer aux autres, telles sont celles de Saint-Sauveur, dans le lichen invétéré. Dans le *lichen agrius*, avec récidive fréquente, les eaux de Louesche peuvent également rendre de grands services.

VII

DU PSORIASIS

Après l'eczéma, la maladie dartreuse la plus commune est, sans contredit, le *psoriasis*. Cette affection paraît être la maladie désignée par les Grecs sous le nom de πσοξα. Alibert l'appelait *dartre lichénoïde* ou *herpès furfurans ;* dans le vulgaire, on lui donne le nom de *dartre sèche*. Dans la classification anatomique de MM. Cazenave, Devergie et Gibert, elle est rangée dans la classe des affections squameuses ; dans notre classification, elle appartient aux dartres dont elle a tous les caractères.

Définition.— Le psoriasis est une maladie cutanée, caractérisée par des squames blanches, argentées, épaisses, imbriquées les unes sur les autres, très adhérentes à la peau et recouvrant une surface épaissie, saillante, et d'un rouge très foncé, qui rappelle un peu la couleur cuivrée spéciale des syphilides.

Le siége anatomique du psoriasis est, sans contestation, dans l'épiderme qui devient épais et squameux, et, pour le dire en passant, on doit faire une grande différence entre l'exfoliation épidermique de quelques exanthèmes et l'état squameux du psoriasis et des dartres en général. Dans cette desquamation, en effet, il y a une sécrétion vicieuse de l'épiderme qui n'est pas viable : les squames se succèdent indéfiniment jus-

qu'à ce qu'il se forme une couche épidermique normale et
jouissant de toutes ses propriétés physiologiques. Dans les
exanthèmes, au contraire (rougeole, scarlatine, érysipèle, etc.),
il n'y a pas de desquamation proprement dite, il y a simple
exfoliation : l'épiderme qui existait, au moment de la maladie,
se détache et tombe, et il est remplacé par une nouvelle
couche parfaitement saine et tout à fait apte à remplir ses
fonctions.

Symptômes. — Le psoriasis se présente sous la forme de
points ou de plaques plus ou moins étendus, avec des variétés de configuration très nombreuses. Ces plaques saillantes, au-dessus du niveau de la peau, sont rouges et
couvertes de squames imbriquées les unes sur les autres. Ce
qui fait le caractère particulier et spécial de ces squames,
c'est leur couleur blanche, argentée et luisante ; quelquefois
elles ont une teinte due à la présence d'un peu de poussière
qui se trouve mélangée avec elles ; elles ressemblent à
des plaques de plâtre ou à des taches de bougie. En général
elles sont très adhérentes à la peau, et on les fait tomber
avec difficulté, souvent même il faut un certain effort
pour les arracher, et quelquefois cette avulsion donne lieu à
la sortie de quelques gouttes de sang. Remarquez cependant
que cette adhérence n'est pas toujours aussi grande. On voit
souvent les couches les plus superficielles se détacher et
tomber dans le lit du malade, en quantité considérable.

La partie sur laquelle reposent les squames mérite aussi
de fixer notre attention. Nous avons déjà parlé de sa saillie,
au-dessus de la peau, et de sa coloration rouge. Cette rougeur
n'est pas toujours visible, parce qu'elle est assez souvent
masquée par les squames, cependant elle peut encore se
constater quelquefois, grâce à la transparence de quelques
squames encore très minces ou bien aux fentes qu'elles pré-

sentent, quand elles sont très épaisses ; mais elle est très apparente, quand les squames sont détachées. Ce n'est pas une véritable rougeur inflammatoire, vive, franche, mais c'est une rougeur sombre, cuivrée, qui rappelle, comme nous l'avons déjà dit, la teinte cuivrée des syphilides. Dans certains cas, la ressemblance est encore rendue plus grande par l'aspect luisant que présente cette surface rouge, dépourvue de squames.

En même temps qu'il existe des squames et de la rougeur, il y a dans le psoriasis un épaississement parfois considérable de la peau, épaississement qui est très marqué, surtout dans le psoriasis ancien et qui a récidivé plusieurs fois ; c'est alors que l'on voit survenir des gerçures, des fentes, de véritables rhagades. Ces altérations s'observent particulièrement au niveau des articulations.

Outre cette apparence spéciale de la peau et à côté de ces signes tangibles (squames, rougeur, épaississement de la peau, gerçures, fentes, etc.), nous devons encore signaler d'autres phénomènes pathologiques qui sont : de la cuisson et des démangeaisons plus ou moins vives, quelquefois assez intenses pour empêcher les malades de dormir. Sur ce point, nous sommes en opposition formelle avec l'opinion de M. Devergie, qui nie, d'une manière absolue, l'existence de demangeaisons dans le psoriasis, et ne l'admet que dans le psoriasis compliqué d'herpès ou d'eczéma, et qui va même jusqu'à donner l'absence de ce symptôme comme signe diagnostique du psoriasis. Assurément, il est difficile de comprendre comment une pareille erreur a pu être commise et défendue par un observateur aussi distingué que M. Devergie ; chaque jour les faits viennent infirmer cette manière de voir. Interrogez les malades qui sont actuellement dans nos salles, et il n'en est pas un qui ne vous dise qu'il a ou qu'il a eu des déman-

geaisons. Sans doute elles varient d'intensité, suivant les
individus, elles peuvent quelquefois n'être pas très pronon-
cées ; mais elles existent toujours, à quelque degré que ce soit.

Suivant le siége qu'occupe le psoriasis et la partie du corps
qu'il affecte, il peut y avoir gêne dans certaines fonctions,
comme dans le mouvement de la main et la préhension des
objets, les mouvements du pied et la marche, quand la maladie occupe les régions palmaires ou plantaires.

Avec le psoriasis il est ordinaire de rencontrer une santé
parfaite, un accomplissement régulier de toutes les fonctions.
Tout le monde sait, en effet, que le psoriasis est la dartre
des personnes bien portantes ; et que cette affection se développe surtout chez les sujets à tempérament sanguin, à constitution forte et vigoureuse, ayant tous les attributs d'une
excellente santé. Cependant cette règle présente quelques
exceptions : lorsque la maladie dure depuis longtemps et
qu'elle atteint les personnes d'un certain âge, on remarque
quelques troubles des fonctions digestives, les vieillards -
maigrissent, leur peau se sèche de plus en plus et semble se
raccornir, pour me servir d'une expression vulgaire mais
qui rend parfaitement ma pensée ; il en résulte une faiblesse
extrême et un défaut complet de résistance aux influences
morbides extérieures, aussi, survienne une maladie intercurrente un peu grave, presque toujours elle se termine d'une
manière fatale.

Le psoriasis peut occuper tous les points du corps, mais il
a une prédilection très marquée pour certaines régions,
particulièrement les genoux et les coudes ; c'est par là qu'il
débute ordinairement, pour rayonner ensuite dans tous les
sens et s'étendre aux différentes parties du corps. Il est très
rare de voir du psoriasis sur d'autres points, sans qu'il en
existe en même temps aux genoux et aux coudes, tandis

qu'il est commun de voir, au début, la maladie limitée exclusivement à ces deux régions et les autres parties du corps en
être complétement exemptes.

Marche. — Le psoriasis est essentiellement chronique ; il
dure des mois, des années, et quelquefois même toute la vie.
Sous l'influence d'un traitement convenable, du régime ou
d'une circonstance inattendue, vous pouvez voir la maladie
disparaître en très peu de temps, sans laisser aucune trace,
mais gardez-vous bien d'entretenir vos malades dans la con-
solante, mais trompeuse espérance qu'ils sont complétement
guéris : ordinairement l'absence du mal n'est pas de longue
durée. Et, au bout de très peu de temps, après un petit
écart de régime, un excès de boisson, une fatigue, souvent sans aucune cause appréciable, vous le voyez revenir
plus intense qu'auparavant. Les récidives sont très fréquentes, elles sont pour ainsi dire fatales, et par conséquent
très difficiles à prévenir. C'est une des maladies cutanées qui
récidivent le plus constamment : la guérison peut se prolonger
quelque temps, deux, trois, six, huit et même, dans quelques
cas rares, dix ans ; mais jusqu'ici nous n'avons pas encore vu
un seul cas de psoriasis guérir complétement, c'est-à-dire
sans récidive.

M. Devergie admet un psoriasis aigu, mais aigu seulement
par son début, car, comme le dit lui-même ce médecin :
« Le psoriasis aigu est une maladie rebelle et qui dure très
longtemps. » Ainsi, comme vous voyez, la différence que
M. Devergie vient apporter ici existe plutôt dans les mots
que dans le fond même des choses.

Le psoriasis est une maladie qui n'est pas toujours la même,
et qui, pour cette raison, présente un grand nombre de
variétés que nous rattachons à deux chefs principaux :

1° Variétés suivant la forme ; 2° variétés suivant le siége.

I. *Variétés suivant la forme.* — Sous ce rapport nous admettons quatre variétés qui sont :

1° *Psoriasis guttata;*

2° *Psoriasis circiné* ou *lèpre vulgaire;*

3° *Psoriasis gyrata;*

4° *Psoriasis diffusa.*

PSORIASIS GUTTATA. — Le *psoriasis guttata* est caractérisé par des taches blanches, arrondies, saillantes au-dessus de la peau, ressemblant parfaitement à des taches de bougie. Leur dimension varie entre celle d'une pièce de vingt centimes et celle d'un franc; cette forme est ordinairement celle que la maladie revêt à son début, lorsqu'elle apparaît pour la première fois. Le *psoriasis guttata* affecte surtout les membres, le dos et le ventre. Il se présente d'abord aux genoux et aux coudes. Il offre deux formes secondaires : lorsque les gouttes sont très petites, de la grosseur d'une tête d'épingle par exemple, M. Devergie a proposé de l'appeler *psoriasis punctata;* lorsqu'elles sont plus volumineuses, parfaitement arrondies et qu'elles ressemblent à une pièce de monnaie, elles constituent une seconde forme désignée encore par M. Devergie sous le nom de *psoriasis nummulaire.*

PSORIASIS CIRCINÉ OU LÈPRE VULGAIRE. — Cette seconde variété se présente sous forme de cercles parfaitement sains au centre, et dont la circonférence est constituée par une saillie rouge, légèrement bosselée, de la largeur d'un centimètre et recouverte de squames caractéristiques.

Le caractère fondamental de cette variété de psoriasis est donc sa disposition circulaire; mais cette disposition n'est pas toujours la même, elle présente des modifications : tantôt les plaques décrivent des cercles parfaitement réguliers, tantôt des cercles incomplets, des segments de cercles, d'autres fois des 8 de chiffre ; ailleurs elles forment un fer à cheval ; dans certains cas, elles sont irrégulières et figurent des dessins géographiques. Il y a quelques années, nous avons eu dans nos salles un malade dont nous avons déjà parlé dans nos cours, et qui était très curieux sous ce rapport ; il avait, parfaitement dessinée sur son dos, la carte de la Grande-Bretagne, avec l'Écosse au nord et l'Angleterre au bas. Biett et MM. Cazenave et Devergie, ses disciples, ont voulu faire de cette variété une espèce particulière. Évidemment ces auteurs s'en sont laissés imposer par la forme et l'apparence extérieure. Pour démontrer que la lèpre vulgaire n'est pas autre chose qu'un psoriasis, nous ne voulons pas d'autre preuve que son mode de formation : quelquefois, en effet, les anneaux de la lèpre vulgaire succèdent au psoriasis nummulaire dont la la partie centrale se guérit, tandis que la circonférence reste malade ; d'autres fois ce sont de petites plaques de *psoriasis guttata* qui sont venues se juxtaposer circulairement, en circonscrivant une partie de peau restée parfaitement saine ; de plus le psoriasis et la lèpre vulgaire se développent sous l'influence des mêmes causes, coïncident souvent, succèdent, dans un grand nombre de cas, l'un à l'autre et réclament le même traitement. Ils constituent donc une seule et même maladie. Seulement la lèpre vulgaire, outre sa forme spéciale, présente cette autre particularité qu'elle est moins tenace et moins rebelle aux moyens thérapeutiques que le psoriasis ordinaire : c'est une affection moins grave, moins invétérée. Nous avons vu souvent des malades atteints d'abord de lèpre vulgaire qui plus tard étaient affectés de psoriasis ordinaire.

PSORIASIS GYRATA. — Dans le *psoriasis gyrata*, il y a des plaques ; mais, au lieu d'être arrondies et nummulaires, elles sont disposées sous forme de cordons rouges, saillants et squameux, figurant des lignes droites ou décrivant des sinuosités capricieuses et irrégulièrement contournées sur les membres, ou autour du corps qu'elles semblent entourer d'une véritable ceinture.

PSORIASIS DIFFUSA. — Le *psoriasis diffusa* est caractérisé par de larges plaques très irrégulières, ne présentant aucune des formes que nous venons de décrire ; ces plaques existent sur les membres, sur le tronc, quelquefois sur toute la surface du corps ; d'autres fois elles se réunissent plusieurs ensemble et entourent la plus grande partie d'un membre. C'est la forme de psoriasis la plus grave ; c'est elle surtout qui présente des fentes, des gerçures et des rhagades.

II. Après les variétés de psoriasis suivant la forme, nous devons placer celles suivant le siége. Sous ce rapport nous avons : le *psoriasis communis*, le *psoriasis capitis*, le *psoriasis de la face*, le *psoriasis des paupières*, le *psoriasis palmaria* et *plantaria*, le *psoriasis unguium*, le *psoriasis preputialis*, le *psoriasis général*.

PSORIASIS COMMUNIS. — Le psoriasis ordinaire affecte tout le corps ; cependant il y a quelques points qu'il affectionne spécialement : ce sont les genoux et les coudes, et souvent, dans le début, la maladie est limitée à ces deux régions.

PSORIASIS CAPITIS. — Cette variété occupe particuliérement la tête ; elle se présente sous forme de plaques squameuses, plâtreuses, plus sèches que dans le psoriasis des autres régions. Les cheveux se dessèchent et tombent, entraînant une grande quantité de furfures poudreuses ; mais, les foll cules pileux n'étant pas malades, ils repoussent après la guérison, comme s'ils n'avaient subi aucune altération, et le cuir chevelu reprend son aspect normal. Le *psoriasis capitis* n'occupe pas seulement le cuir chevelu et la racine des cheveux, il s'étend encore sur le front ; mais il est rarement limité à ces seules régions : en général, il existe du psoriasis sur d'autres parties du corps, à la face surtout.

PSORIASIS DE LA FACE. — Le psoriasis de la face s'observe très souvent, quoi qu'en aient dit certains auteurs ; mais les squames sont généralement moins développées que dans les autres régions du corps ; elles simulent le pityriasis.

PSORIASIS DES PAUPIÈRES. — Le psoriasis des paupières a le même caractère et le même aspect que la forme précédente ; seulement il donne à ces voiles membraneux de la roideur, et peut amener leur renversement et un véritable ectropion, et déterminer un épiphora fort incommode.

PSORIASIS PALMARIA ET PLANTARIA. — Cette variété est la plus importante ; elle siége ordinairement dans la paume des mains et à la plante des pieds, mais elle peut affecter toute la main et tout le pied. Les parties malades sont recouvertes de squames plus ou moins épaisses et assez larges ; elles présentent des fentes et des fissures profondes, au fond desquelles on aperçoit une surface rouge de laquelle s'écoule de la sérosité qui vient se concréter en croûtes à la superficie. L'épiderme a acquis une épaisseur et une rudesse considérables ; il en résulte une gêne très grande dans les mouvements : nous avons vu des malades qu'on était obligé de faire manger, d'autres qui étaient condamnés à un repos absolu par la difficulté extrême dans les mouvements des pieds, et par l'impossibilité de la marche.

Cette forme est très rebelle. Quand elle existe seule, elle est un symptôme presque certain de la syphilis.

PSORIASIS UNGUIUM. — A côté du *psoriasis palmaria* et *plantaria*, nous devons placer le *psoriasis unguium* ou psoriasis des ongles. Cette variété existe quelquefois seule, et alors elle est très souvent méconnue; le plus ordinairement elle coïncide avec la précédente. Le *psoriasis unguium* est caractérisé par des rainures profondes des ongles, donnant à ces organes un aspect très inégal; souvent l'ongle tombe et est remplacé par une croûte écailleuse qui finit elle-même par se détacher aussi, mais, si on a eu recours à un traitement convenable, l'ongle repousse d'une façon toute naturelle.

PSORIASIS PREPUTIALIS. — Le *psoriasis preputialis* est cette forme de la maladie qui se développe sur la verge et occupe non-seulement le prépuce, mais aussi le gland tout entier. Cette variété est caractérisée par des squames assez molles, séparées par des fissures profondes; elle rend l'érection douloureuse et souvent impossible; elle est également un grand obstacle dans l'acte du coït.

PSORIASIS GÉNÉRAL. — Enfin le psoriasis peut gagner toute la surface du corps et on a le psoriasis général; du reste c'est une forme très rare. Elle est caractérisée par des squames peu épaisses, peu adhérentes et non imbriquées. Ces squames recouvrent une peau rouge, tendue, pas très épaisse et présentant des rides qui ressemblent aux hachures de certains dessins, quelquefois même on peut se demander si c'est un psoriasis ou un *pityriasis rubra.*

Enfin, suivant l'intensité de la maladie, on a encore admis une autre variété de psoriasis, c'est le *psoriasis inveterata;* variété malheureusement trop commune et dont le nom seul rappelle le principal caractère : toute la peau est épaissie et indurée ; elle présente des fentes, des gerçures dans tous les sens ; les squames qui la recouvrent sont épaisses et rudes. Cet état rend les mouvements très douloureux et donne au corps des malades l'aspect de ces vieux arbres dont l'écorce est couverte de lichen.

Diagnostic. — Le diagnostic absolu du psoriasis est assez facile ; il repose sur l'existence de squames blanches, nacrées, argentées, épaisses et imbriquées, sèches ; sur la rougeur cuivrée, la sécheresse et l'épaississement de la peau qui constituent ses caractères fondamentaux. Cependant, dans quelques cas, d'autres maladies peuvent simuler le psoriasis. Ces maladies sont : l'eczéma, le pityriasis, le lichen, l'herpès circiné. L'eczéma ne pourrait être confondu avec le psoriasis que dans certains cas particuliers, lorsqu'il est arrivé à sa seconde période, à la période squameuse, et qu'il a la forme lichénoïde, mais d'abord les antécédents viennent éclairer le diagnostic : au début de la maladie, il y a eu une sécrétion humide, et puis dans l'eczéma les squames ne sont jamais paisses, blanches et adhérentes, comme dans le psoriasis ; lles sont plus molles, s'enlèvent assez facilement sous forme de pelures d'oignon. Enfin il faudra tenir compte aussi du siége de la maladie, sa présence aux coudes et aux genoux sera une grande présomption en faveur du psoriasis.

Il est quelquefois difficile de distinguer le lichen du psoriasis : certaines formes de lichen circonscrit ressemblent assez au psoriasis nummulaire. Cependant dans le lichen les squames sont plus fines, plus minces, moins blanches et moins imbriquées, et, de plus, la maladie a un siége différent que le psoriasis qui a, comme nous l'avons déjà dit, un siége de prédilection très marquée.

Le pityriasis a quelque ressemblance avec le psoriasis : tous deux s'accompagnent d'une sécheresse très prononcée de la peau ; l'épaississement de cette membrane s'observe aussi quelquefois dans le pityriasis, surtout le pityriasis des mains; néanmoins jamais cet épaississement de la peau n'est aussi marqué que dans le psoriasis, les squames ne sont point superposées et imbriquées, comme dans cette affection ; elles sont plus minces et plus fines ; d'ailleurs, examinez les genoux et les coudes et presque toujours, dans le cas de psoriasis, vous trouverez des plaques bien mieux accusées, bien plus caractéristiques, qui ont été le point de départ de la maladie.

On a dit que la couleur cuivrée de la peau dans le psoriasis pouvait en imposer et faire croire à une affection syphilitique, généralement l'erreur ne sera commise que par un médecin inattentif et n'ayant aucune habitude des affections cutanées; il suffit en effet d'interroger les antécédents et l'état actuel du malade pour lever tous les doutes. Une circonstance cependant peut rendre le diagnostic plus difficile ou du moins vous forcer à suspendre votre jugement, pendant quelque temps, c'est lorsque le psoriasis occupe la paume des mains ou la plante des pieds. Vous avez encore ici à tenir compte des antécédents et des phénomènes concomitants de la maladie. De plus l'existence isolée ou non du psoriasis dans la paume des mains ou à la plante des pieds ajoutera encore quelques probabilités à celles que vous posséderez déjà sur la nature du mal. Supposons enfin que tous ces éléments de diagnostic vous manquent, vous aurez dans la médication un criterium infaillible.

Au premier abord, on pourrait hésiter, dans certains cas, entre un herpès circiné et la lèpre vulgaire ; cependant la forme et les caractères des squames et l'aspect du fond, sur lequel elles reposent, diffèrent tellement dans les deux affections qu'il sera le plus souvent inutile de recourir à un examen microscopique qui ferait cesser toute espèce de doute.

Pronostic. — Le psoriasis n'est pas très grave, en ce sens qu'il ne compromet pas immédiatement la santé, mais c'est une maladie rendue sérieuse par son opiniâtreté et par la fatalité de ses récidives ; sous ce rapport, le psoriasis occupe le premier rang parmi les affections dartreuses ; il passe avant l'eczéma et le pityriasis. Nous avons vu aussi que, lorsqu'il se prolongeait longtemps et qu'il prenait, pour ainsi dire, droit de domicile chez les vieillards, il pouvait devenir très grave et même compromettre la vie, au moins d'une manière indirecte, en rendant les malades beaucoup plus accessibles aux influences morbides, et impuissants à résister aux affections intercurrentes.

Étiologie. — Nous divisons encore les causes en causes prédisposantes et causes occasionnelles. Les causes prédisposantes sont : le sexe masculin, le tempérament sanguin, l'âge adulte et la jeunesse ; mais nous vous ferons remarquer que la prédisposition du sexe et de l'âge ne sont qu'une conséquence de la prédilection du psoriasis pour le tempérament sanguin. On sait, en effet, que le psoriasis est la dartre de ce tempérament, comme le lichen est celle du tempérament nerveux et l'eczéma celle du tempérament lymphatique. Or le tempérament sanguin se rencontre surtout chez l'homme et à l'époque de la jeunesse et de l'adolescence ; il en résulte que ces deux conditions favorisent le développement de cette maladie. Ordinairement le psoriasis fait sa première apparition entre quinze et vingt-cinq ans. Il est rare de l'observer chez l'enfant et de le voir se développer, pour la première fois, après quarante ans. Cependant nous avons vu quelques malades qui ont présenté ces exceptions. Une autre prédisposition que nous devons encore mentionner, c'est l'hérédité. Assez souvent, en effet, on voit le psoriasis chez des sujets dont le père ou la mère ou les grands parents en ont été atteints. Quelquefois les parents n'en ont jamais eu, mais ils ont présenté de l'eczéma, d'autres fois du lichen. Évidemment ces faits prouvent l'identité de nature de ces trois affections, et viennent légitimer le rang que nous leur avons donné dans la nosologie cutanée et la manière dont nous les avons considérées. Parmi les causes accidentelles ou occasionnelles du psoriasis, nous placerons les excès de table, de boisson, une nourriture trop azotée et trop substantielle, l'usage de liqueurs, du café, les fatigues, les veilles, les émotions morales vives. Il y a deux ans, nous avons eu dans nos salles un malade qui fut atteint de psoriasis pour la première fois, à l'âge de 47 ans, après une frayeur vive qu'il éprouva en tombant dans l'eau.

Traitement. — Le traitement du psoriasis comprend deux ordres de moyens: des moyens locaux et des moyens généraux.

Traitement local. — En tête des moyens locaux, nous plaçons les bains (bains de vapeur, bains alcalins, bains sulfureux), puis viennent les pommades et les huiles excitantes.

Parmi les pommades nous vous indiquerons la pommade soufrée, d'après la formule suivante :

Axonge. . . . .   30 grammes.
Soufre sublimé. . . . . ;   2, 3 ou 4   —

Cette pommade a réussi quelquefois, mais rarement. On a encore employé des pommades mercurielles, soit l'onguent mercuriel simple, soit la pommade avec le proto-iodure de mercure, composée ainsi :

Axonge. . . . .   30 grammes.
Proto-iodure d'hydrargyre. . . . . .   1 ou 2   —

Mais cette pommade a un grave inconvénient, c'est qu'elle peut déterminer la salivation, quand les squames sont tombées, l'absorption pouvant se faire avec une plus grande rapidité. Le traitement local par la pommade au proto-iodure est presque complétement abandonné maintenant : les autres pommades ont des résultats aussi satisfaisants, sans exposer aux mêmes dangers.

Parmi ces dernières, il faut placer la pommade au goudron dont on proportionne l'activité à la susceptibilité des malades, en formulant soit au 1/10, soit au 1/4, soit au 1/3. Voici ces diverses formules :

$$\begin{array}{ll} \text{Axonge}\dots\dots\dots\dots\dots\dots & \text{30 grammes.} \\ \text{Goudron}\dots\dots\dots\dots\dots\dots & \text{3} \quad — \end{array}$$

au quart :

$$\begin{array}{ll} \text{Axonge}\dots\dots\dots\dots\dots\dots & \text{30 grammes.} \\ \text{Goudron}\dots\dots\dots\dots\dots\dots & 7^{gr},50 \end{array}$$

au tiers :

$$\begin{array}{ll} \text{Axonge}\dots\dots\dots\dots\dots\dots & \text{30 grammes.} \\ \text{Goudron}\dots\dots\dots\dots\dots\dots & \text{10} \quad — \end{array}$$

Quelquefois, quand la susceptibilité de la peau le permet, on emploie le goudron pur ; mais, de toutes les formules, celle au quart est le plus fréquemment employée. Enfin, comme traitement local, il est un autre moyen, celui du reste que nous employons de préférence : c'est le traitement avec l'huile de cade ou l'huile de genévrier qu'on employait communément dans le Midi, contre les affections cutanées et dans la médecine vétérinaire, et dont l'usage est maintenant répandu partout et à juste titre.

Tels sont les moyens locaux mis en usage dans le traitement du psoriasis; ils sont d'une importance extrême et réussissent souvent seuls, car on a vu des psoriasis très intenses céder à leur emploi, au bout de quelques semaines. Cependant, il faut avouer que, si l'on se borne à l'emploi de ces seuls moyens, la maladie revient plus vite, et que la récidive est d'autant plus éloignée qu'on a employé pendant plus longtemps les moyens généraux. Il est donc de toute utilité, pour prévenir, autant que possible, le retour de l'affection, d'associer au traitement externe des moyens généraux, c'est-à-dire des préparations internes.

Parmi les moyens généraux ordinairement mis en usage, nous trouvons les purgatifs qui ne nous ont paru avoir aucune action; les modificateurs généraux les plus répandus, et avec raison, sont les préparations arsenicales et les cantharides. Les préparations arsenicales sont données sous différentes formes : les pilules asiatiques, la solution de Pearson à la dose de 1, 2, 3 grammes, la solution de Fowler depuis 3 jusqu'à 12 gouttes. Cependant, à toutes ces préparations, dont la formule est toute faite et qu'on n'a besoin que d'ordonner, nous préférons la préparation suivante, parce qu'en l'employant on sait mieux ce que l'on fait et on peut plus facilement graduer les doses :

Eau distillée...................... 250 grammes.
Acide arsénieux ou arséniate de soude.. de 0^{gr},05 à 0^{gr},10

On peut en donner d'abord une, puis deux cuillerées à bouche par jour. Toutes ces préparations doivent être prescrites avec beaucoup de prudence, car elles peuvent donner lieu à des accidents, ce dont on est averti par une sensation de constriction à la gorge et de douleur à l'estomac, et la perte de l'appétit. Il faut alors suspendre le médicament et donner pendant quelques jours de la tisane de gomme seulement. A côté des préparations arsenicales, nous devons placer la teinture de cantharides qui jouit également d'une grande efficacité. Comme pour les préparations précédentes, l'administration de ce médicament doit être surveillée avec beaucoup de soin : il peut en effet déterminer des accidents du côté des organes génito-urinaires. Aussi doit-on s'empresser de le suspendre, aussitôt qu'on remarque de l'ardeur en urinant ou des érections douloureuses ; on le reprend au bout de 10 ou 15 jours. Cette préparation se donne dans un julep, dans un verre d'eau sucrée ou de tisane, à la dose de 3 ou 4 gouttes par jour, puis on augmente d'une goutte tous les jours, jusqu'à 30 ou 40 gouttes.

Après tous ces modificateurs généraux habituellement employés, je dois vous en signaler un autre, dont le hasard m'a fait découvrir l'efficacité dans l'affection qui nous occupe, nous voulons parler du copahu. Un malade de nos salles atteint de psoriasis avait en même temps une blennorrhagie, je lui administrai du copahu contre cette dernière affection ; mais je fus tout étonné de voir la maladie cutanée disparaître en même temps que l'écoulement se tarrissait. Mis sur la voie par ce premier fait, je renouvelai cet essai, et très souvent j'en ai obtenu des résultats très prompts et très avantageux ; je le donne à la dose de 4 ou 6 grammes par jour, sous forme d'opiat. On le mélange avec égale quantité de magnésie.

Maintenant, quel que soit le moyen général que vous employiez, rappelez-vous qu'il est la partie la plus importante du traitement, qu'à lui seul il peut suffire, et qu'il aura une efficacité d'autant plus durable qu'il sera prolongé davantage.

Outre ces deux ordres de moyens, nous devons mentionner la diététique, si importante dans le traitement des dartres en général. Nous en avons suffisamment parlé, à propos du traitement de l'eczéma et du lichen, nous n'y reviendrons pas ; nous n'aurions rien à y ajouter.

Enfin, il est un dernier ordre de moyens qui doit servir à consolider la guérison, et qui quelquefois suffit seul à la produire, dans des cas où tous les autres avaient échoué, dans le *psoriasis inveterata* par exemple, nous voulons parler des eaux minérales sulfureuses. Les eaux qu'on devra plus particulièrement conseiller sont les eaux de Baréges, de Bagnères-de-Luchon, d'Aix en Savoie, d'Aix-la-Chapelle, de Schisnach et enfin les eaux de Louesche.

VIII

PITYRIASIS

Le mot *pityriasis* vient du mot grec πιτυρον, son. On trouve ce mot dans Hippocrate et dans presque tous les auteurs grecs : ce qui prouve que cette maladie était connue dès les temps les plus anciens ; mais il est probable que les premiers médecins la confondaient avec l'eczéma. Il est vrai qu'il existe, entre ces deux affections, la plus grande analogie, non-seulement dans leur aspect extérieur, mais aussi dans les causes qui favorisent leur développement et dans le traitement qu'elles réclament. Cette parenté est tellement intime que souvent on peut considérer certaines variétés du pityriasis comme un eczéma avorté, ou comme cette maladie arrivée à sa période ultime. D'un autre côté, il faut distraire encore du pityriasis la variété dite *versicolor*, qui n'est en réalité qu'une maladie parasitaire. De sorte qu'une époque n'est pas éloignée peut-être où le pityrasis, au moins dans quelques-unes de ses formes, disparaîtra du cadre nosologique, comme identité morbide.

Ces réserves admises, si nous voulons donner la description du pityriasis, telle qu'on peut la faire dans l'état actuel de la science, nous dirons que cette maladie débute par une sécheresse particulière de la peau. Cette membrane perd d'abord son onctuosité et sa souplesse normales, puis apparaissent des squames très minces et très sèches qui se détachent avec une grande facilité, quand on exerce le plus léger frottement sur la partie malade; quelquefois même, elles tombent spontanément, dans les points qui sont à l'abri de toute espèce de froissement; elles se reproduisent d'ailleurs incessamment, en quantité aussi grande et avec les mêmes caractères. Ces exfoliations peuvent se succéder ainsi, pendant longtemps, avant la guérison de la maladie; nous avons déjà signalé cette particularité dans la desquamation eczémateuse. Les lamelles ne sont pas toujours aussi ténues ni aussi farineuses que nous venons de le dire, mais leur dimension dépasse rarement celle d'un centime.

En général, il n'y a aucun changement de coloration de la peau, excepté dans le *pityriasis rubra*, dont le principal caractère est une couleur rouge du tégument externe rappelant assez bien celle du psoriasis. Les squames elles-mêmes sont ordinairement blanches ou grises; elles sont d'un jaune brun dans le *pityriasis versicolor*, mais nous savons que cette variété n'est pas, à proprement parler, un pityriasis.

Enfin dans le pityriasis, comme dans toutes les affections dartreuses, il y a également des démangeaisons qui sont mêmes quelquefois très vives. Les phénomènes généraux sont ordinairement nuls dans cette maladie; la variété de *pityriasis rubra* seule s'accompagne quelquefois de troubles du côté du tube digestif.

VARIÉTÉS DU PITYRIASIS.

On a admis plusieurs variétés dans le pityriasis, celles que nous reconnaissons sont : le *pityriasis alba* ou *pityriasis commun*, le *pityriasis rubra*, le *pityriasis nigra* et le *pityriasis pilaris*.

1° Pityriasis alba. — Le *pityriasis alba* est le pityriasis ordinaire, c'est la forme la plus commune ; on l'appelle encore pityriasis *simplex*. M. Cazenave l'a décrit sous le nom de *pityriasis capitis*, mais à tort, car il peut tout aussi bien se développer sur d'autres parties du corps que sur la tête. Dans sa forme la plus simple et la plus légère, il apparaît sous l'aspect de plaques peu étendues, arrondies, blanches ou grisâtres, couvertes de petites squames minces ou farineuses. On l'observe souvent chez les enfants, aux joues et aux lèvres ; on l'appelle vulgairement dartre farineuse. Cette maladie s'accompagne à peine d'un peu de démangeaison, coïncide quelquefois avec la dentition et guérit souvent d'une manière spontanée, au bout de quelques jours. Le *pityriasis alba* ne se développe pas seulement sur les joues, mais aussi sur le menton et le front, sous la forme de petites squames plus apparentes le matin et disparaissant momentanément sous une légère couche d'un corps gras. Cette affection, quoique légère, est néanmoins très tenace chez les adultes : elle peut persister des mois, des années et même toute la vie ; elle est peut-être plus commune chez les femmes.

Chez l'homme, le pityriasis se développe souvent dans la barbe, et dans les deux sexes la maladie a fréquemment pour siége le cuir chevelu; dans ce dernier cas, les auteurs en ont fait un genre à part, sous le nom de *pityriasis capitis*. Les lamelles sont excessivement ténues et ressemblent beaucoup à de la fleur de farine ; elles se détachent des cheveux et de la barbe, tantôt par le frottement, tantôt spontanément ; les habits en sont couverts, comme d'une poussière blanche, assez semblable à la poudre dont on se servait autrefois pour les cheveux. Souvent chez les hommes on observe au visage des furfures légers, le matin, avant que les malades ne se rasent, c'est plutôt une légère difformité de la peau qu'une véritable

maladie, car il n'y a ordinairement ni cuisson, ni démangeaison. Mais l'affection qui nous occupe n'est pas toujours
aussi simple, ni aussi bénigne. Il y a une sous-variété qu'on
peut appeler *pityriasis lamelleux* et qui constitue une forme
plus grave. Les squames sont alors plus larges, elles acquièrent souvent le diamètre d'un centime ; on rencontre cette
forme plus particulièrement chez les femmes et chez les
hommes qui portent leurs cheveux longs ; elle débute par de
la rougeur de la partie malade, puis il se forme de petites
lamelles à moitié détachées et enroulées sur leurs bords. Il
existe des démangeaisons assez vives et de la cuisson ; les
cheveux tombent et on les enlève en grande quantité avec le
peigne : ce dernier accident est rarement observé dans le
pityriasis furfuracé. Il est dû à la sécheresse de l'épiderme
du cuir chevelu ; cette altération gagne les bulbes pileux
et les cheveux eux-mêmes qui, alors, deviennent très cas-
sants.

Chez les enfants, qui ont une chevelure peu fournie, on
observe également la forme lamelleuse ; mais alors elle a un
aspect tout particulier : les lamelles se confondent par leurs
bords et semblent former une enveloppe unique, fendillée
dans divers sens, et ayant, au premier abord, l'apparence
d'une calotte faite d'une seule pièce avec une couche d'a-
miante. C'est pourquoi Alibert avait donné à cette forme le
nom de teigne amiantacée.

2° PITYRIASIS RUBRA. — La seconde variété de pityriasis,
relativement à la couleur, est le *pityriasis rubra* qui est plus
rare que la première ; dans cette affection les squames reposent sur une peau rouge ; elles sont plus larges et plus adhérentes que dans la variété précédente et s'accompagnent de
démangeaisons et de cuisson. Il est assez fréquent de voir

quelques symptômes généraux, et particulièrement de la fièvre et quelques troubles du côté du tube digestif. Cette forme occupe ordinairement le cou et la tête et quelquefois toute la surface du corps.

M. Devergie, dans ses cours et dans son ouvrage, a beaucoup insisté sur cette variété, mais nous croyons que cet habile observateur a été quelquefois trompé par les apparences et qu'il a décrit, sous le nom de *pityriasis rubra*, des affections qui doivent en être distinguées, et particulièrement des pemphigus foliacés et des eczémas. Ainsi il décrit un *pityriasis rubra* occupant tout le corps, et caractérisé par des squames larges comme une pièce de cinquante centimes et même d'un frane, par une sécrétion séreuse assez abondante, qui diffère de celle de l'eczéma en ce qu'elle ne tache pas les linges ; de plus, dans cette affection, il y a, dit-il, au début, un gonflement considérable de la peau, plus tard, au contraire, un amaigrissement très grand et ensuite des phénomènes inflammatoires du côté du tube digestif. Enfin, dans deux observations citées pour exemples par M. Devergie, on a vu apparaître à la fin des bulles de pemphigus. M. Devergie pense qu'il y a eu là une transformation du pityriasis en pemphigus ; pour nous, nous ne pouvons admettre cette prétendue métamorphose et nous ne voyons qu'un pemphigus foliacé qui existait dès le commencement de la maladie. De même, dans d'autres cas donnés par M. Devergie, comme des exemples de *pityriasis rubra*, nous avons retrouvé tous les caractères de l'eczéma.

3° PITYRIASIS NIGRA. — Cette variété est assez rare ; elle a été décrite pour la première fois par Willan. Dans cette forme la peau conserve sa coloration normale ; mais les squames sont grises, d'un gris foncé et même quelquefois

noires. On l'observe sur le front et sur le cou. Cette affection est mal connue, nous ne l'admettons qu'avec toute réserve, il est possible que ce ne soit qu'une affection parasitaire analogue au *pityriasis versicolor* que nous ne décrirons
pas ici, contrairement aux usages classiques. Pour être conséquent avec nos principes nosologiques, nous renvoyons sa
description à côté des autres maladies parasitaires.

4° PITYRIASIS PILARIS. — Sous ce nom encore peu connu,
on doit désigner une affection caractérisée par des petites
squames fines et arrondies, qui recouvrent les follicules pileux ; elles sont assez adhérentes et forment une légère
saillie qui augmente le volume de ce follicule. Il y a peu de
cuisson et peu de démangeaison. Ordinairement rapprochées
les unes des autres, ces squames donnent à la peau un aspect
sec et rugueux, assez analogue à celui qu'on observe dans le
lichen ; aussi quelques médecins ont-ils décrit cette maladie
sous le nom de *lichen pilaris*. Je suis surpris, du reste, de
voir M. Cazenave commettre cette erreur, car, pour lui, le
lichen étant une maladie des papilles nerveuses de la peau,
il se trouve en contradiction manifeste avec lui-même, en lui
rapportant une affection dont le siége incontestable est l'épiderme qui recouvre les follicules pileux.

Le *pityriasis pilaris*, tel que je l'ai observé et tel qu'il est
décrit par M. Devergie dans la dernière édition de son traité
Des maladies de la peau, est une affection longue et tenace.
Chez une malade que j'ai eue en traitement, pendant deux
ans, je n'ai pu en obtenir la disparition. Un autre malade plus
heureux a vu l'affection s'effacer, mais sans qu'elle disparaisse
complétement. Chez les malades observés par M. Devergie
et par moi, le *pityriasis pilaris* a coïncidé avec un *pityriasis
rubra* du cou et des membres supérieurs et avec une affection

squameuse des pieds et des mains, intermédiaire au psoriasis et au pityriasis.

Siége du pityriasis. — Nous avons peu de chose à dire sur le siége du pityriasis ; presque toutes les régions du corps peuvent en être affectées. Cependant il n'y a guère que le *pityriasis rubra* qui envahisse toute la surface du corps ; les autres variétés n'occupent le plus ordinairement que la poitrine ou le cou, et surtout la face ou la tête ; quelquefois deux ou trois de ces régions sont atteintes simultanément.

Marche, durée. — La marche du pityriasis est ordinairement chronique ; nous ferons une exception pour cette forme de la maladie, observée fréquemment chez les enfants, décrite sous le nom de dartre farineuse, dont la durée dépassse rarement trois semaines ; mais, cette exception mise de côté, l'affection qui nous occupe se prolonge en général des mois, des années et souvent toute la vie. C'est plutôt alors un mode vicieux de sécrétion de l'épiderme qu'une véritable maladie.

Étiologie. — L'étiologie du pityriasis est peu connue. Cependant nous admettrons deux ordres de causes : les unes prédisposantes, les autres occasionnelles. Dans les premières nous signalerons d'abord l'âge : les enfants de 6 à 12 ans y sont très prédisposés, mais chez eux la maladie est légère.

On l'observe souvent aussi à la tête chez les femmes, sans doute à cause de leur longue chevelure, et chez les hommes qui portent leurs cheveux longs. Le tempérament bilieux a été signalé, comme une des causes prédisposantes. Avec plus de raison nous mentionnerons l'influence héréditaire. Les causes occasionnelles sont assez obscures ; je vous ferai remarquer cependant que les recrudescences surviennent particulière-lièrement après les excès de table, les fatigues excessives et les émotions morales pénibles ou pendant la convalescence de quelque affection grave. En terminant ces courtes indications étiologiques, je ne puis m'empêcher de signaler à votre attention l'influeuce d'anciens eczémas sur la production du pityriasis. On voit, en effet, très souvent des desquamations pityriasiques chez des personnes qui ont eu des affections eczémateuses, et le pityriasis paraît être la trace longtemps persistante de la dartre eczémateuse. De même aussi, on voit souvent, pendant plusieurs années, un pityriasis persister ou se montrer fréquemment, et plus tard un véritable eczéma se développer avec tous ses caractères. Ces rapports entre ces deux maladies nous ont paru assez fréquents pour que nous ayons cru reconnaître une grande parenté entre elles, et pour que nous soyons tenté de les considérer comme des états différents d'une même affection.

Diagnostic. — Le diagnostic du pityriasis est en général facile; les affections qui peuvent le simuler sont : le psoriasis, l'eczéma, l'herpès circiné et les éphélides.

On ne peut hésiter, entre le psoriasis et le pityriasis, que lorsqu'il s'agit de la forme de *pityriasis rubra ;* encore suffit-il d'un peu d'attention pour lever tous les doutes. En effet, le psoriasis est caractérisé par des squames assez épaisses, imbriquées, luisantes, à reflet nacré, argentées et très adhérentes ; elles reposent sur des plaques rouges, saillantes au-dessus de la peau ; enfin la maladie a deux siéges d'élection par lesquels elle débute le plus souvent, quand elle n'y est pas exclusivement limitée, ce sont : les genoux et les coudes. Or aucun de ces caractères ne se rencontre dans le pity-riasis, excepté la rougeur qui, toutefois, a une autre nuance que celle du psoriasis.

Il n'y a pas de confusion possible entre lo pityriasis et l'eczéma à ses deux premières périodes; mais, lorsque cette dernière maladie est arrivée à la période de desquamation, il existe entre ces deux affections une si grande analogie que le diagnostic nous paraît impossible et, pour nous, nous le répétons, nous n'hésitons pas à regarder, dans certains cas, le pityriasis comme un eczéma avorté, dans lequel l'éruption est arrivée d'emblée à sa période de desquamation, sans passer par les périodes vésiculeuses et croûteuses. Par conséquent, lorsque vous vous trouverez en face d'une exfoliation furfuracée, et que vous n'aurez pas assisté au développement de la maladie, il vous sera souvent impossible de dire, en vous en rapportant seulement à l'état actuel, si vous avez affaire à un simple pityriasis ou à une czéma : vous devrez donc remonter aux antécédents pour savoir s'il a existé ou non des vésicules et une sécrétion séro-plastique suivie de croûtes. On comprend d'ailleurs, d'après ce que nous venons de dire tout à l'heure sur la parenté des deux maladies, que le diagnostic différentiel soit peu important.

Il est beaucoup plus utile, au point de vue pratique, de distinguer le pityriasis de l'herpès circiné ; tout à fait au début, ce diagnostic est quelquefois difficile : la forme exactement arrondie, la guérison du centre du cercle, l'extension centrifuge de la desquamation, l'existence de quelques vésicules sont des signes qui caractérisent l'herpès circiné. Ajoutons encore que le microscope vous révélera, dans cette dernière maladie, l'existence d'un parasite qui ne se retrouve pas dans le pityriasis.

La distinction entre le pityriasis et les éphélides est facile : en effet, celles-ci se présentent sous forme de taches brunes, ou couleur café au lait, sans aucune desquamation et sans démangeaisons.

Pronostic. — Le pityriasis est une affection très peu grave par elle-même et qui ne compromet nullement l'existence ; mais elle est très rebelle et, sous ce rapport, très gênante et elle devient souvent la cause de grandes incommodités, surtout

chez les femmes. En effet, elle altère fréquemment leur chevelure qui constitue, pour un certain nombre, presque toute leur
beauté. La forme lamelleuse est celle qui donne le plus souvent lieu à ce grave inconvénient. Il est vrai que les cheveux
repoussent, avec tout leur lustre, quand la maladie est guérie ; mais il ne faut pas oublier que cette terminaison heureuse ne peut pas toujours être obtenue : la maladie fait, en
quelque sorte, partie de la constitution même du sujet.

Traitement. — La thérapeutique du pityriasis comprend
deux ordres de moyens : 1° les uns généraux ; 2° les autres
locaux. Mais nous nous hâtons d'ajouter que ces derniers
sont les plus efficaces et presque les seuls employés et c'est
par eux que nous allons commencer.

Dans le *pityriasis capitis*, la première chose à faire c'est
de couper les cheveux : il en est de même lorsque la maladie
occupe la peau de la barbe ; il faudra aussi faire disparaître
celle-ci, non pas avec le rasoir, mais avec les ciseaux. Après
cela, on remédiera à la sécheresse de la peau par des lotions
émollientes d'abord, et puis huileuses ; ensuite on modifiera
la sécrétion cutanée par d'autres lotions alcalines préparées
d'après la formule suivante :

> Sous-carbonate de potasse ou de soude.. 4 à 6 grammes.
> Eau distillée...................... 500 —

Mais on ne doit avoir recours à ces lotions que vers la fin
de la maladie. Pour nous, nous préférons de simples lotions
à l'eau de savon ; mais, ce qui réussit surtout, ce sont les
bains sulfureux et les pommades sulfureuses. Nous nous
sommes souvent bien trouvé, dans le pityriasis de la tête, de
la pommade suivante :

> Axonge...................... 30 grammes.
> Fleur de soufre.............. 1 gramme.

A côté des préparations sulfureuses nous devons placer les préparations d'acide nitrique. La principale de ces préparations est la pommade oxygénée, espèce de savon dur qu'on ramollit par la chaleur, et qu'on étend sur les parties malades; cette pommade, par son mordant, fait disparaître les squames; elle est un peu trop forte, pour certaines personnes, et on doit lui substituer cette autre :

                Axonge........................... 30 grammes.
                Acide nitrique...................   1 gramme.

On a encore eu recours aux lotions avec l'acide nitrique très étendu. Si la lotion était trop concentrée, elle pourrait avoir l'inconvénient de rougir les cheveux; il est vrai que cette coloration tout accidentelle est de courte durée et disparaît, au bout d'un certain temps, pour faire place à la coloration normale de la chevelure. Ces lotions sont ordinairement faites d'après la formule suivante :

                Eau distillée.................... 100 grammes.
                Acide nitrique..................   1 gramme.

Tels sont les moyens locaux le plus souvent employés dans le pityriasis.

En même temps que les moyens précédemment énumérés, on a conseillé un traitement interne, dans le but de seconder leur action. On prescrit quelquefois les amers : le houblon, la centaurée, le sirop antiscorbutique, le vin et le sirop de gentiane. Dans les cas rebelles, on a conseillé les préparations arsenicales, la teinture de cantharides ; mais je dois vous dire que nous n'avons pas toujours constaté l'efficacité de ces moyens, dans la maladie qui nous occupe. On doit compter davantage sur les sulfureux administrés à l'intérieur.

Enfin, comme complément du traitement du pityriasis, on peut employer les eaux minérales sulfureuses ; celles de

Saint-Gervais, d'Uriage, d'Aix en Savoie, d'Aix-la-Chapelle; enfin, celles des Pyrénées, Baréges, Bagnères-de-Luchon.

Nous ajouterons encore, comme pour toutes les maladies dartreuses, l'importance du régime hygiénique simple et surtout l'influence heureuse d'une alimentation peu excitante et de laquelle seront bannis les mets épicés que nous avons déjà signalés, à plusieurs reprises, comme nuisibles au bon état de la peau, chez les personnes disposées aux affections dartreuses.

IX

SCROFULIDES

Nous avons dit, dans notre première leçon, que les maladies
de la peau étaient les unes locales, les autres générales, développées sous l'influence d'un état particulier de l'économie
qu'on appelle diathèse. Parmi ces dernières nous trouvons
la classe des scrofulides. La diathèse scrofuleuse, sous l'influence de laquelle se développent ces affections, ne se manifeste pas seulement sur la peau, mais sur tous les tissus ; en
effet tout le monde sait que la scrofule se montre dans les os,
sur les muqueuses, dans les ganglions ; nous ne parlerons ici
que de ses manifestations cutanées.

L'existence de ces affections remonte à la plus haute antiquité, et, parmi les maladies décrites autrefois sous le nom
de lèpres, il est vraisemblable qu'un certain nombre étaient
des scrofulides. Willan le premier décrivit, sous le nom de
lupus, et plaça dans la classe des tubercules, des maladies de
peau caractérisées, au début, par des tubercules pouvant
s'ulcérer et laisser des cicatrices indélébiles. Dans l'état actuel de la science, cette manière d'envisager les scrofulides
est vicieuse et trop restreinte, en effet le mot *lupus* proposé
par Willan entraîne avec lui l'idée de tubercules ; or, toutes
les scrofulides ne commencent pas par des tubercules, et
quand ceux-ci existent au début, ce n'est souvent que d'une

manière passagère. Nous croyons donc utile de rayer le mot de lupus de la dermatologie comme domination générale, et de ne le réserver qu'à des cas particuliers et bien déterminés. Nous avons cherché à faire, pour les manifestations scrofuleuses de la peau, ce que Biett a fait pour les syphilides ; nous emploierons, dans la nomenclature de ces affections, la dénomination générale de *scrofulides* à laquelle nous ajouterons une épithète désignant la lésion élémentaire : scrofulide érythémateuse, tuberculeuse, etc., à côté du genre, nous trouverons ainsi des variétés très importantes sous les rapports des symptômes, de la marche et du traitement.

Nous allons d'abord indiquer les caractères généraux des scrofulides, puis nous parlerons des principales variétés.

Caractères communs des scrofulides. — La scrofule se présente à la peau avec une coloration particulière ; ce n'est pas la coloration rouge vive des exanthèmes ordinaires ; mais une rougeur foncée, violacée, obscure, vineuse, qui n'est pas la même non plus que celle de la syphilis dont elle n'a pas la teinte cuivrée caractéristique. Cette nuance spéciale de la peau peut être beaucoup mieux saisie et appréciée, au lit des malades, qu'il n'est possible de la décrire dans un livre ou de l'exprimer dans une leçon.

A côté de la rougeur, quelle que soit la forme de la maladie, il faut noter le gonflement de la partie malade, gonflement qui siége dans le tissu cellulaire sous-cutané ; il est quelquefois porté tellement loin qu'il donne aux membres l'aspect d'un éléphantiasis ; à la figure, il peut masquer en partie les yeux et l'on dirait un érysipèle ; aussi quelques auteurs ont-ils décrit cette affection, sous le nom d'*érysipèle chronique ;* d'autres l'ont appelé *lupus chronique, lupus hypertrophique* (Cazenave). Du reste cette augmentation de volume disparaît graduellement, soit sous l'influence du traitement, soit par suite de l'évolution de la maladie, et plus tard, lorsque la scrofulide est guérie, il y a, au contraire, un amincissement notable, une atrophie singulière de la peau dans les points autrefois hypertrophiés.

Le troisième caractère des scrofulides est l'existence des cicatrices qui ne manquent jamais, qu'elles aient été ou non précédées d'ulcération. Cette constance des cicatrices est le propre des scrofulides. Dans les syphilides, il y en a bien aussi, mais elles ont toujours été précédées d'ulcérations plus ou moins profondes, plus ou moins étendues. Une autre particularité bien importante des cicatrices scrofuleuses, c'est leur forme déprimée, qui est une conséquence de l'atrophie et de l'espèce d'absorption que le tégument externe a éprouvé dans ces points. Notons aussi leur aspect réticulé et leur adhérence aux tissus sous-jacents, surtout lorsque la maladie s'est développée au niveau d'une saillie osseuse. Il en résulte des déformations parfois hideuses qui défigurent singulièrement les malheureux qui en sont atteints.

Nous noterons encore une chose remarquable dans les scrofulides, c'est de voir, malgré le gonflement, la rougeur et la déformation parfois considérable des parties, l'absence de toute réaction locale et générale. Sous ce rapport, elles présentent une assez grande analogie avec les syphilides.

Marche. — La marche de ces affections est excessivement lente. Interrogez les malades et presque tous vous diront qu'ils en sont affectés depuis deux, trois, dix, quinze, vingt ans. Il en est même dont la maladie est aussi longue que la vie ; elle débute dans la première enfance, pour ne cesser qu'à la mort. Ainsi la longue durée et la chronicité sont des caractères spéciaux des scrofulides. Les syphilides ont bien aussi une marche lente, mais jamais à un degré aussi prononcé ; de plus, elles ne restent pas stables avec le même aspect et les mêmes caractères ; elles se modifient, prennent de nouvelles formes et acquièrent en même temps plus de gravité, en s'éloignant de l'époque de leur première apparition.

Complications. — Un caractère distinctif des scrofulides est de se manifester sur plusieurs points du corps, et de se développer en même temps que d'autres altérations de la même nature qui peuvent affecter plusieurs tissus. Ainsi, en même temps qu'une affection scrofuleuse de la peau, il n'est pas rare de voir des ophthalmies, des nécroses ou des caries, qu'on doit rapporter au même vice constitutionnel.

Les scrofulides sont souvent compliquées d'autres accidents qui déterminent une révulsion favorable; telles sont l'érysipèle, les fièvres éruptives, la fièvre typhoïde. A la suite de ces maladies intercurrentes, on voit ordinairement une modification heureuse de la scrofule cutanée et quelquefois même la guérison. Il y a deux ans, nous avons eu dans nos salles une jeune fille atteinte d'une scrofulide pustuleuse de la face et qui s'est trouvée complétement guérie, à la suite d'une fièvre typhoïde grave qui avait mis ses jours en danger.

Siége. — Les scrofulides peuvent se développer sur tous les points du corps, mais plus spécialement à la face. Chez les femmes, elles peuvent affecter la *vulve.* M. Huguier a donné de cette maladie une bonne description dans un mémoire ayant pour titre *De l'esthiomène de la vulve.*

Arrivons maintenant à l'étude des variétés de la scrofule cutanée. Nous en admettons six que nous passerons rapide-en revue, en indiquant leurs caractères distinctifs et spéciaux. Ce sont : 1° la scrofulide *érythémateuse ;* 2° la scrofulide *pustuleuse ;* 3° la scrofulide *verruqueuse ;* 4° la scrofulide *tuberculeuse ;* 5° la scrofulide *phlegmoneuse ;* 6° et la scrofulide *cornée.*

1º SCROFULIDE ÉRYTHÉMATEUSE. — On peut l'appeler encore scrofulide érythémato-squameuse. Biett, qui le premier traita de cette affection, lui donna le nom d'érythème centrifuge, parce que cette maladie s'accompagne souvent d'une rougeur disposée en cercle, au milieu duquel on voit une surface de peau saine. Cette dénomination n'est plus usitée; elle donnait une idée fausse et incomplète de l'affection, en appliquant à une maladie aussi grave le mot érythème qui ne désigne ordinairement qu'une maladie légère; M. Cazenave l'appelle *lupus érythémateux*. Cette variété de scrofulide est caractérisée par une saillie d'abord peu étendue, arrondie, rouge, d'un rouge foncé, violacée, vineuse et d'un aspect luisant tout à fait spécial. Bientôt cette tache s'élargit; en même temps le centre se guérit, se déprime et prend l'aspect d'une cicatrice blanche, indélébile. Sur la surface, qui reste saillante et rouge, se forment des squames blanches et fines, quelquefois superficielles, mais ordinairement adhérentes et comme enchâssées dans l'épaisseur de la peau. Plusieurs générations de squames se succèdent, avant la guérison complète de la maladie.

Il est inutile d'ajouter qu'il n'y a ni douleurs, ni démangeaisons, ni phénomènes généraux.

Cette affection, comme tout les scrofulides, est excessivement lente et peut rester plusieurs années à peu près dans le même état. Au début elle dépasse à peine les dimensions d'une pièce de deux francs, puis elle atteint celles d'une pièce de cinq francs et plus; on en voit qui sont larges comme la paume de la main; quelquefois même elles envahissent tout un côté de la face. Pendant cette progression centrifuge de la maladie, le centre se guérit, et le bourrelet qui l'entoure semble fuir devant la cicatrice, à mesure que celle-ci s'agrandit. La guérison peut être obtenue à la longue, mais au prix d'une cicatrice, quoiqu'il n'y ait jamais eu de plaie.

Diagnostic. — Les affections qui peuvent être confondues avec la scrofulide érythémateuse sont : l'érythème simple, le psoriasis et certaines formes de syphilides. Cependant la marche lente, l'absence de douleur et de démangeaison suffiront pour la distinguer de l'érythème ordinaire.

Dans le psoriasis la disposition imbriquée des squames, leur aspect d'un blanc nacré qui les a fait comparer à des taches de cire vierge desséchée, la diffusion de la maladie à toute la surface du corps et sa prédilection plus spéciale pour certaines régions, les genoux et les coudes et enfin l'existence de démangeaisons sont autant de caractères qu'on ne rencontre jamais dans la scrofulide érythémateuse.

La maladie qui nous occupe est quelquefois difficile à distinguer de la roséole syphilitique et de la syphilide squameuse : ici le diagnostic s'établira d'après les antécédents, les phénomènes concomitants, la marche beaucoup plus rapide de la maladie syphilitique ; et enfin le traitement, dans quelques cas douteux, sera la véritable pierre de touche.

2° SCROFULIDE PUSTULEUSE. — La scrofulide pustuleuse est aussi désignée par quelques auteurs, sous le nom d'*impetigo rodens*. Elle est, en général, mal décrite, quoiqu'on en rencontre fréquemment des exemples : cette variété est la plus commune. La maladie débute par un peu de gonflement et de rougeur, puis sur cette saillie apparaissent une ou deux pustules (quelquefois davantage), d'abord peu volumineuses, mais qui bientôt grossissent et s'étendent. Elles ont généralement une durée assez longue et ne se rompent qu'au bout de huit ou dix jours, et sont remplacées par des croûtes d'un jaune brun. Plus tard, autour de ces pustules initiales, il s'en développe d'autres et, après un certain temps, toute la surface affectée est hérissée de croûtes et de pustules, à divers degrés de leur évolution. Les croûtes de la scrofulide pustuleuse ont une certaine ressemblance avec celle de l'impétigo. Cette circonstance a pu seule tromper quelques auteurs et leur faire croire que ces deux affections n'étaient qu'une seule et même maladie. Cependant dans la scrofulide les croûtes sont plus foncées, et si on les laisse tomber spontanément ou qu'on hâte leur chute par des cataplasmes ou des bains, on trouve au-dessous d'elles des ulcérations profondes, à fond grisâtre et d'un mauvais aspect. Abandonnées à elles-mêmes, ces ulcérations donnent lieu à une sécrétion purulente qui se concrète également et forme de nouvelles croûtes ; celles-ci tomberont et se renouvelleront, comme les précédentes, et ainsi de suite jusqu'à la fin de la maladie. Ajoutons enfin que, lorsque la guérison arrive, après un certain nombre d'éruptions successives de pustules et de croûtes, les ulcérations sont remplacées par des cicatrices blanches, déprimées, en un mot caractéristiques ; ce qui n'a jamais lieu dans l'impétigo. Dans la variété pustuleuse, les ulcérations ne sont jamais aussi profondes que dans la forme tuberculeuse dont nous allons parler. Les cicatrices qui leur succèdent forment, par leur réunion, une surface d'abord violacée, puis blanche, imitant assez bien les cicatrices couturées de certaines varioles confluentes.

Le gonflement qui existe au début est parfois considérable et déforme singulièrement les parties qui en sont le siége.

Cette scrofulide se développe principalement sur le nez (le lobule et les ailes). Quelquefois aussi on la voit occuper la joue, mais on la rencontre rarement sur les membres.

Comme dans la forme précédente, pas de douleurs ni de démangeaisons ; même marche lente.

Diagnostic. — Après ce que nous avons dit, par anticipation, de l'*impetigo rodens*, nous n'avons plus rien à ajouter sur le diagnostic de ces deux maladies.

Il est souvent difficile de distinguer la scrofulide pustuleuse de certaines syphilides. Il faut encore ici tenir un très grand compte des antécédents, des phénomènes concomitants, de la coloration de la peau et de la marche de la maladie. Cependant, malgré tous ces éléments de diagnostic, vous seriez quelquefois fort embarrassé, si le traitement ne venait vous éclairer.

3° SCROFULIDE VERRUQUEUSE. — Cette variété se présente sous l'aspect de plaques rugueuses, inégales, hérissées de saillies mamelonnées que séparent des sillons plus ou moins profonds et irréguliers. Ces espèces d'excroissances se terminent quelquefois par ulcération, mais souvent aussi elles sont le siège d'une résorption interstitielle et elles s'affaissent. Dans les deux cas, il y a toujours plus tard la cicatrice déprimée caractéristique. Cette forme peut être primitive ou secondaire, c'est-à-dire succéder à la forme tuberculeuse ou pustuleuse. Son diagnostic est très simple : elle a des caractères tellement tranchés qu'aucune autre maladie ne saurait la simuler.

4° SCROFULIDE TUBERCULEUSE. — La forme tuberculeuse est la variété la plus grave, c'est le véritable *lupus* des auteurs. Elle présente deux sous-variétés secondaires : *a*, la forme tuberculeuse sans ulcération, et *b*, la forme tuberculeuse avec ulcération.

a. Scrofulide tuberculeuse sans ulcération. — Cette forme est caractérisée par une foule de petites saillies arrondies, molles, violacées, agglomérées les unes à côté des autres, de manière à former des plaques arrondies, des cercles,

des segments de cercles ou des dessins géographiques irréguliers. Souvent toute une région, quelquefois la plus grande
partie du corps, est ainsi parsemée de ces espèces de figures
géométriques. Les tubercules sont tantôt isolés et distincts les
uns des autres, tantôt confondus par leurs bords et formant
une espèce de bourrelet noueux, inégal. A cette forme tuberculeuse se trouve souvent associée la variété érythémato-squameuse; la peau de la partie affectée est recouverte de ces
petites squames dont nous avons déjà parlé, et alors vous avez
exceptionnellement, ce que vous trouvez d'une manière presque constante dans les syphilides, l'association de plusieurs
formes élémentaires différentes. Quoi qu'il en soit, au bout
d'un certain temps, les tubercules s'affaissent et la guérison
se fait avec cicatrices sans qu'il y ait d'ulcération.

b. Scrofulide tuberculeuse avec ulcération. — Cette
forme est plus grave encore et plus importante que la première. Elle offre deux dispositions différentes, suivant que
l'ulcération s'étend en surface ou en profondeur. Comme dans
la variété précédente, vous avez d'abord une surface rouge,
violacée, sur laquelle existent plusieurs saillies ou tubercules;
ces petites tumeurs deviennent molles et ne tardent pas à s'ulcérer. Dans la première disposition la surface ulcérée s'étend
et se recouvre de bourgeons charnus et d'excroissances qui
s'élèvent au-dessus de la peau; c'est le *lupus exedens.* A côté
de ces premiers tubercules, il en naît d'autres qui suivent les
mêmes transformations. La maladie peut de cette manière
envahir toute une région et même une étendue considérable
de la surface du corps. Il arrive quelquefois que les bourgeons charnus, avant de se cicatriser, se dessèchent et constituent alors une véritable scrofulide verruqueuse secondaire.

D'autres fois au lieu de s'étendre en surface, la maladie
gagne en profondeur; elle ronge la peau, les muqueuses, le

tissu cellulaire, les cartilages ; les os eux-mêmes sont souvent
des barrières impuissantes à limiter sa marche destructive.
De là ces larges communications des fosses nasales avec la
cavité buccale, par suite de la destruction de la voûte palatine. Cette variété siége particulièrement à la face, au nez
surtout, qui disparaît quelquefois complétement. Après la
guérison de cette maladie, il y a souvent une teinte violacée
particulière de la peau qui peut persister longtemps, sinon
toujours.

La scrofulide tuberculeuse avec ou sans ulcération a une
durée très longue ; il n'est pas rare de la voir résister à un
traitement de plusieurs années avant de guérir.

Il n'y a que les syphilides qui puissent être confondues
avec cette affection. Les antécédents, les phénomènes concomitants suffiront presque toujours à poser le diagnostic ; il
est cependant dans la pratique des cas bien embarrassants
et dont la nature ne peut être révélée que par le résultat du
traitement.

5° SCROFULIDE PHLEGMONEUSE. — Nous arrivons à une
forme de scrofulides qui n'a pas encore fixé l'attention des
auteurs, c'est la scrofulide phlegmoneuse : elle consiste dans
le développement d'une véritable tumeur phlegmoneuse avec
une teinte violacée spéciale de la peau ; cette tumeur est
d'abord grosse comme une noisette ou comme une noix,
généralement ovale et aplatie ; elle augmente d'une manière
graduelle, en même temps elle se ramollit et bientôt elle
devient fluctuante, ce qui annonce la présence du pus. Alors
la peau s'amincit sur la partie la plus saillante et s'ulcère,
et par une petite ouverture s'écoule une quantité variable de
pus séreux, mal lié, ayant les caractères du pus scrofuleux.
Cette ulcération ne tarde pas à se couvrir d'une croûte jau-

nàtre plus ou moins épaisse ; mais, au bout de quelque temps, une nouvelle ouverture se forme, pour donner également issue à du pus et se fermer à son tour. Cette succession d'écoulement purulent et de concrétion croûteuse se renouvelle de temps en temps. A la suite de ces accumulations successives de pus et de ces ouvertures en quelque sorte périodiques, la peau se décolle et se mortifie dans une certaine étendue ; il en résulte une ulcération plus ou moins grande, à bords violacés, dont le niveau se continue insensiblement avec le fond, ulcération qui finit par se cicatriser, lentement il est vrai. Sa place est marquée, pendant assez longtemps encore, par une teinte rougeâtre et violacée, cette teinte rouge pâlit et enfin devient tout à fait blanche.

Ces collections purulentes sont de véritables abcès de la peau et du tissu cellulaire sous-cutané qui ne se présentent, avec ces caractères particuliers, que chez les individus ayant tous les attributs du tempérament scrofuleux.

6° SCROFULIDE CORNÉE.—La dernière variété de scrofulides est la scrofulide cornée. C'est une affection peu commune, et qu'on ne trouve mentionnée que dans la thèse d'un ancien interne de l'hôpital Saint-Louis, M. Dumoulin. Cette variété a un aspect particulier qui fait que beaucoup de médecins l'ont méconnue et l'ont distraite des affections scrofuleuses, pour en faire une espèce d'acné. Elle est caractérisée par une tache plus ou moins large, un peu proéminente au-dessus de la peau et offrant une multitude de petites saillies sèches et d'apparence cornée. Ces saillies, analogues à des excroissances verruqueuses, donnent une sensation de piqûre à la main qui les touche. Quand on vient à les presser, elles sont un peu douloureuses. Au bout d'un certain temps ces productions cornées s'affaissent, puis disparaissent complétement

et sont remplacées par une cicatrice déprimée. M. Cazenave
décrit cette scrofulide comme une véritable altération du
produit sébacé de la peau. Il prétend que les saillies ne sont
que la matière sébacée sèche, durcie, racornie, et que les
cicatrices et leur forme déprimée ne sont qu'une conséquence
de la pression exercée sur la peau par ces produits durs et
solides. Nous ne pouvons pas nous ranger à cette opinion :
d'abord, le plus souvent ces éminences n'existent pas à l'ori-
fice des follicules sébacés et, dans les cas que nous avons
observés, elles étaient presque toutes traversées par un poil,
ce qui devrait plutôt faire supposer l'altération des follicules
pileux que celle des follicules sébacés. De plus ces productions cornées se montrent principalement aux membres,
c'est-à-dire sur les parties où les follicules sébacés sont peu
abondants et rarement malades. Enfin on ne trouve pas de
matière cornée dans les follicules sébacés, et il serait du reste
bien difficile de comprendre comment la matière sébacée
pourrait acquérir assez de dureté et presser assez fortement
le derme pour atrophier la peau et amener une cicatrice.

Diagnostic. — Nous avons dit quelques mots du diagnostic
à propos de chaque variété, nous allons le résumer en donnant quelques généralités applicables à la plupart des cas.
Quelle que soit la forme de la manifestation scrofuleuse, on
doit insister sur la coloration particulière violacée, sur l'absence de la douleur et du prurit et principalement sur cette
forme de cicatrices dont nous avons parlé et qui semblent
indiquer une altération profonde de la peau ; enfin la marche
lente de la maladie est encore un caractère très important à
noter. On doit attacher aussi une grande importance aux maladies antérieures ou concomitantes, car c'est principalement
à l'aide des phénomènes commémoratifs et concomitants que
l'on pourra établir le diagnostic, surtout quand on hésite entre

une scrofulide et une syphilide. En effet, ces deux affections ont souvent le même siége, la même apparence extérieure, et des symptômes communs : l'absence de la démangeaison et une coloration presque semblable de la peau. Nous rappellerons cependant que la coloration scrofuleuse est plus violacée, plus vineuse que la teinte syphilitique, qui incline plutôt sur le brun. Les lésions élémentaires et leurs produits peuvent aussi se ressembler : on trouve en effet, dans ces deux affections, des ulcérations grisâtres et taillées à pic, des croûtes d'une teinte noirâtre, mais la marche est différente et nous insistons sur ce point : les scrofulides ont une marche très lente, la maladie parcourt ses périodes en plusieurs années; il n'est pas rare de voir des scrofulides durant depuis cinq, dix, quinze et vingt ans et ne présentant que peu de modifications extérieures. Dans la syphilis, les manifestations se développent et se modifient plus promptement; la maladie peut persister plusieurs années mais avec des formes différentes qui se succèdent dans des points variés. Enfin les cicatrices peuvent encore servir de signes diagnostiques : elles sont plus profondes, plus indélébiles dans la scrofule que dans la syphilis. Cependant, nous devons répéter ce que nous avons déjà dit, malgré toutes ces données il y a des cas pratiques très difficiles et excessivement embarrassants, dans lesquels le médecin, même le plus exercé, ne pourra se prononcer; c'est alors que le traitement sera la véritable pierre de touche.

Pronostic. — Le pronostic de la scrofulide est toujours grave, car la maladie est très longue et ne guérit pas toujours et, dans les cas où la guérison a lieu, elle laisse des stigmates indélébiles de son passage et des difformités parfois hideuses. On doit noter, comme augmentant la gravité du pronostic, la coïncidence d'autres affections et surtout l'existence de tubercules pulmonaires. Il ne faut pas oublier non plus que l'apparition de certaines maladies, d'un érysipèle par exemple, loin d'être un accident fâcheux, modifie le plus souvent d'une manière favorable la manifestation scrofuleuse ; nous avons également des exemples d'ulcérations scrofuleuses guéries rapidement par le fait d'une variole ou d'une fièvre typhoïde.

Traitement. — Le traitement des scrofulides comprend trois parties ou plutôt trois ordres de moyens : 1° les moyens généraux, 2° les moyens locaux, et 3° les moyens hygiéniques ; tous ces moyens ont leur valeur, mais le traitement général aidé de l'hygiène est celui qui importe le plus et celui qu'il faut employer tout d'abord.

1° Moyens généraux. — Les moyens généraux sont tous ceux qui sont employés dans la scrofule en général, ce sont d'abord les amers, les préparations de gentiane, le vin et le sirop antiscorbutiques, l'infusion de houblon ; viennent ensuite les préparations de fer, surtout chez les jeunes filles. Les préparations iodurées ont été vantées, peut-être outre mesure ; elles ont incontestablement une certaine valeur, mais il ne faut pas y attacher trop d'importance, on ne doit les donner que comme accessoires ; on peut associer cependant d'une manière très avantageuse et très utile l'iode avec le fer ; l'iodure de fer est administré soit en pilules, soit en sirop. Mais toutes ces préparations ne doivent être que des adjuvants d'une substance beaucoup plus efficace, l'huile de foie de morue, le remède de la scrofule par excellence. Dans la scrofulide cutanée, on donne l'huile de foie de morue à doses progressives, en commençant par une cuillerée à bouche par jour, et en augmentant graduellement jusqu'à trois, quatre et cinq. M. Bazin en fait prendre jusqu'à sept et huit cuillerées, et même il en donne un verre entier par jour ; mais nous croyons inutile d'augmenter ainsi la dose outre mesure, de manière à fatiguer l'estomac et à dégoûter les malades. Le traitement doit être continué pendant des années, en ayant soin d'interrompre de temps en temps pour reprendre ensuite. Entre le traitement interne et le traitement externe, on doit placer les bains sulfureux donnés deux ou trois fois par semaine. On a proposé aussi les bains iodés, mais ils n'ont pas la même action.

2° MOYENS LOCAUX. — Pour aider l'action du traitement général et faciliter la guérison, nous avons à notre disposition des moyens locaux, des topiques de différentes natures ; nous devons d'abord parler de certains topiques qui ont pour but de préparer les parties malades, de les débarrasser des croûtes qui les recouvrent ; tels sont les cataplasmes et les lotions émollientes. Plus tard on emploiera un autre ordre de topiques : les uns sont caustiques, ce sont des modificateurs substitutifs ; ils ont pour effet de transformer un ulcère, une plaie chronique en une plaie simple, ayant une grande tendance à la guérison. Les autres sont seulement modificateurs sans être caustiques ; nous allons tout d'abord parler de ces derniers. L'huile de cade, qui doit être placée en première ligne, s'emploie dans les cas peu graves : dans la scrofulide exanthématique et dans la scrofulide verruqueuse. Sous son influence l'hypertrophie diminue, la rougeur s'efface, les saillies s'affaissent. Mais l'huile de cade n'est plus assez efficace dans la scrofulide tuberculeuse et ulcérée ; elle n'est utile qu'à la fin de la maladie, quand il n'y a plus que de la rougeur et de la desquamation. Après l'huile de cade, nous placerons la teinture d'iode qu'on peut employer dans des cas analogues.

Comme moyens caustiques ou modificateurs substitutifs puissants, on a employé l'huile d'acajou, mais sans beaucoup de succès ; on a proposé encore l'iode caustique, dont voici la formule :

Eau distillée...................... 30 grammes.
Iodure de potassium .... 8 —
Iode pur........................ 3 ou 4 —

On fait avec cette solution une légère cautérisation de la plaie, dans le but de faciliter la cicatrisation ; mais ces moyens sont encore insuffisants dans la majorité des cas.

Lorsque les ulcérations sont plus profondes qu'étendues, lorsqu'elles résistent aux moyens généraux et aux topiques dont nous venons de parler, il faut les attaquer avec des caustiques plus puissants, avec le chlorure de zinc ou le chlorure d'antimoine mêlé à une poudre inerte, ou mieux avec la poudre caustique de Vienne.

Dans les scrofulides exythémateuses, pustuleuses, et même tuberculeuses, lorsqu'il n'y a pas d'ulcération ou lorsque cette dernière est superficielle, nous employons avec beau-coup d'avantage la pommade au bi-iodure de mercure, à l'aide de laquelle nous imitons ce que fait la nature, lors-qu'un érysipèle vient compliquer une scrofulide. Par cette pommade, dont nous étendons une petite couche sur la partie malade, nous déterminons une espèce d'érysipèle artificiel qui produit le même effet et amène une modification aussi prompte et presque aussi efficace que l'érysipèle spontané. On gradue la dose du bi-iodure de mercure, suivant l'effet et le degré d'inflammation qu'on veut produire. Voici la formule de la pommade que nous employons le plus ordi-nairement :

Axonge...........................}
Bi-iodure........................} à parties égales.

On peut employer le bi-iodure de mercure sous une autre forme :

    Eau distillée...................... 30 grammes.
    Bi-iodure de mercure...............   15   —
    Gomme adragante................... 1 ou 2   —

Moyens hygiéniques. — Les moyens hygiéniques secondent beaucoup les moyens médicamenteux. Contrairement à ce qu'on prescrit dans les maladies dartreuses, ici on doit conseiller les viandes rôties, les viandes noires chargées d'osmazôme, aussi azotées que possible. Il faut assaisonner les mets et relever le goût des aliments par quelques épices (le sel, la moutarde), prescrire le bon vin, le café, etc.; en même temps il faut défendre le laitage, les légumes et les aliments fades et peu nutritifs. Il faut aussi attacher une grande importance à la quantité d'air que doit respirer le malade : il faut prévenir avec grand soin l'encombrement et conseiller le séjour à la campagne, quand cela est possible, et surtout un exercice modéré au grand air.

Comme annexe à la thérapeutique de la scrofule cutanée, on doit placer les eaux minérales et les bains de mer. Ceux-ci ont une certaine action ainsi que l'eau de mer, en boisson, qui produit souvent un bon effet, quand on la boit le matin, à la dose d'un demi-verre à un verre : elle agit un peu aussi comme laxatif. Les eaux minérales qu'on doit conseiller dans les scrofulides sont : les eaux sulfureuses, particulièrement celles qui sont chargées d'une assez grande quantité de soufre, les eaux de Baréges, de Bagnères-de-Luchon, d'Aix-la-Chapelle, d'Aix en Savoie, de Schinznach, d'Uriage; quoique non sulfureuses, les eaux de Louesche jouissent à bon droit d'une réputation méritée dans le traitement des affections scrofuleuses.

X

SYPHILIDES

Après avoir présenté l'histoire des maladies dartreuses et scrofuleuses, nous allons aborder l'étude d'une autre classe de maladies cutanées également développées sous l'influence d'une diathèse, mais non plus d'une diathèse innée et héréditaire, comme les précédentes, le plus souvent au contraire acquise, développée accidentellement par inoculation : nous voulons parler des SYPHILIDES.

On donne le nom de *syphilides* aux manifestations syphilitiques qui ont lieu à la surface tégumentaire cutanée ; elles font partie des phénomènes consécutifs de la maladie syphilitique.

Nous diviserons l'histoire de ces maladies en deux chapitres : le premier comprendra l'histoire générale des syphilides, l'exposé de leurs caractères communs, quels que soient leur forme et leur siége ; dans le second nous traiterons des différentes variétés de la syphilis cutanée.

I. — DES SYPHILIDES CONSIDÉRÉES EN GÉNÉRAL.

Les syphilides ne semblent pas avoir toujours existé. Il est vrai que les historiens, les poëtes et les médecins, qui ont écrit sous la splendeur de Rome et d'Athènes, nous ont laissé des descriptions de maladies dans lesquelles les partisans de l'antiquité de la syphilis ont cru reconnaître une ressemblance et une analogie assez marquées avec la syphilis, pour leur assigner la même origine et la même nature; quelques médecins même font remonter la naissance de ces affections jusqu'aux temps bibliques. Mais nous ne faisons pas difficulté de dire que ces assertions sont dénuées de preuves positives, et il faut véritablement arriver à l'époque de l'invasion de la syphilis en France, en Italie et en Espagne au xvᵉ siècle, pour trouver les premières notions exactes sur'les syphilides. Les auteurs de cette époque qui les premiers ont écrit sur la syphilis, qu'ils appelaient *mal français* ou *mal napolitain* et qu'ils croyaient importée du nouveau monde, nous en ont laissé les peintures les plus sombres et les plus effrayantes et, d'après leurs lugubres récits, il paraîtrait que dans les dernières années du xvᵉ siècle et dans le commencement du siècle suivant, ces manifestations cutanées se seraient produites avec une intensité que nous ne lui connaissons plus de nos jours que dans des cas exceptionnels.

Plusieurs de ces descriptions dues aux Massa, Fallope, Frascator, etc., sont d'une fidélité qui permet de les reconnaître encore aujourd'hui; les histoires individuelles de plusieurs formes sont faites de main de maître et doivent être consultées; mais à cette époque aucun travail d'ensemble ne fut fait sur ce point de la syphilis, et ces maladies cutanées furent indiquées sans ordre et sans méthode. Cette étude générale et méthodique fut même négligée par Willan et Bateman qui, trop préoccupés de la lésion élémentaire, n'ont pas étudié les maladies d'après leur nature et n'ont laissé des affections syphilitiques de la peau qu'une description confuse et incomplète. Au commencement de l'an X, un chirurgien interne des hôpitaux de Paris, Trappe, publie le premier une dissertation pleine d'intérêt sur les excroissances et les pustules vénériennes. Il les divise en sept espèces : les sessiles, les pédonculées, etc. Cette classification, basée sur les caractères les plus saillants que présentent les diverses syphilides, a déjà le mérite de ne pas trop multiplier les espèces et de les embrasser à peu près toutes. Environ à la même époque, en 1803, parut la dissertation inaugurale de Lagneau, alors chirurgien de l'hôpital des vénériens de Paris et élève de Cullerier l'ancien ; cette thèse, destinée particulièrement à faire connaître les diverses méthodes de traitement suivies à l'hôpital des vénériens, contient une classification des affections syphilitiques de la peau qui diffère très peu de celle de Trappe. Un peu plus tard, en 1820, Cullerier l'ancien publia dans le *Dictionnaire des sciences médicales* le résultat de ses recherches sur les éruptions syphilitiques, auxquelles il donne le nom générique de *pustules vénériennes*, et qu'il divisa en onze espèces. Toutes ces descriptions étaient bien incomplètes et ne faisaient, si je puis m'exprimer ainsi, que préparer le terrain. Nous en disons autant des travaux d'Alibert qui jeta peu de lumière sur ce sujet, mais qui eut le grand mérite de réunir toutes les éruptions vénériennes sous la dénomination commune de *syphilides*, qui a toujours été conservée depuis.

Le véritable progrès dans la description et dans la connaissance des syphilides est certainement dû à Biett, collègue d'Alibert à l'hôpital Saint-Louis, et qui, tout en étudiant ces affections dans leurs formes élémentaires, d'après le système de Willan, en forma un groupe naturel et en donna une bonne description méthodique. Parmi les auteurs que nous venons de citer, c'est lui qui le premier indiqua les vrais caractères généraux des syphilides, et divisa ces affections en espèces d'après les diverses lésions élémentaires qu'elles présentent. Nous ne saurions trop louer ces travaux de Biett sur la syphilis cutanée ; ils révèlent dans leur auteur un esprit d'analyse et de méthode qui a élevé tout de suite l'histoire des syphilides presque

au point où elle est encore aujourd'hui ; car on n'a fait qu'a-
jouter peu de chose à l'édifice dû à cet habile observateur, et
nous dirons même que les quelques additions qui ont pu y être
faites depuis doivent lui être rapportées, car elles sont dues
en grande partie à ses élèves qui ont observé et écrit sous son
inspiration ; parmi ceux-ci nous citerons surtout MM. Cazenave, Martins, Legendre, Bassereau. Tous ces travaux de
l'école de Biett, réunis aux recherches des syphilographes, ont
beaucoup éclairé l'histoire des syphilides et ont fait que ces
maladies sont aujourd'hui au nombre des mieux connues, relativement au diagnostic et au traitement.   .

Après ce court exposé historique, nous allons tracer les
caractères généraux des syphilides, lesquels donnent à toutes
ces affections, quels que soient leur forme et leur siége, un air
de ressemblance et de parenté, qui en ont fait une famille à
part parfaitement distincte des autres éruptions cutanées.

Ces caractères communs des syphilides doivent être re-
cherchés dans la coloration, dans la forme des éruptions, dans
tous ces phénomènes locaux, dans leur siége et enfin dans
les phénomènes concomitants et généraux qui les accompagnent.

1° *Coloration des syphilides.* — Le premier caractère
commun à toutes les syphilides, c'est la coloration, coloration toute particulière et spéciale ; malgré les différentes com-
paraisons qu'on a faites, on n'a pas encore de mot qui puisse
en donner une idée parfaitement exacte, et on ne peut véritablement pas la qualifier d'une manière plus expressive
qu'en disant *coloration syphilitique*. C'est une couleur rouge
foncée qui ne ressemble pas au rouge vif de l'inflammation
franche et légitime ; Fallope comparait très judicieusement
cette nuance à la couleur du maigre de jambon, et Swediaur
la désignait sous le nom de couleur cuivrée, dernière quali-

fication qui a prévalu sur la première, quoique peut-être elle soit moins juste, et la teinte cuivrée d'une éruption lui imprime en quelque sorte le cachet syphilitique.

Cette coloration n'existe pas toujours pendant tout le cours d'une syphilide avec sa nuance spéciale, c'est ce qui avait fait mettre sa valeur en doute par quelques syphilographes. La rougeur est d'abord assez franche et elle se rapproche graduellement de la couleur spécifique, à mesure que l'éruption se développe; puis elle décroît d'une manière également insensible, jusqu'à sa disparition complète.

2° *Forme.* — Le second caractère est la forme circulaire des éruptions : en effet, le plus souvent elles sont disposées en groupes arrondis, décrivant tantôt des cercles complets, tantôt des segments de cercle, d'autres fois des huit de chiffres ou des ovales. Ce mode de configuration est assez commun dans les syphilides, quelle que soit leur forme : squameuse, papuleuse, pustuleuse, tuberculeuse; mais il n'est pas exclusif à ces sortes d'éruptions, et ne constitue pas un caractère constant. Outre le psoriasis et les lèpres vulgaires qui affectent souvent cette disposition, n'observe-t-on pas souvent des eczémas, des lichens, des lupus qui se dessinent sur la peau en cercles ou en groupes régulièrement arrondis? Cependant, jointe à un autre caractère tel que la coloration, la forme arrondie est un des meilleurs éléments de diagnostic pour reconnaître la nature syphilitique d'une éruption. Du reste, il ne faut pas oublier que tous ces caractères généraux, même les plus constants et les plus spéciaux, ont peu de valeur véritable; considérés isolément, ils n'ont d'importance que par leur association avec d'autres signes.

3° *Absence de douleur et de démangeaison.* — Après la coloration *sui generis* et la forme spéciale, nous placerons au troisième rang l'absence de douleur et de démangeaison.

Cette absence de démangeaison est la règle et son existence l'exception, c'est donc un des signes les plus constants. Aussi, chaque fois qu'un malade atteint d'une éruption reconnue syphilitique accusera des douleurs et du prurit, examinez-le bien attentivement et presque toujours vous trouverez, associée à l'éruption vénérienne, une éruption dartreuse ou prurigineuse, à laquelle on devra rapporter la cause des démangeaisons.

4° *Polymorphie*. — Un quatrième caractère des syphilides c'est la polymorphie, c'est-à-dire l'évolution simultanée de plusieurs formes élémentaires d'éruption sur un même sujet. Dans les éruptions ordinaires de la peau les exanthèmes se mêlent rarement aux vésicules, les pustules aux squames; rien de plus commun, au contraire, que de rencontrer dans les syphilides un mélange de taches exanthématiques, de papules, de vésicules, de pustules, et de voir en même temps la plupart des orifices naturels être garnis de plaques muqueuses.

5° *Phénomènes secondaires*. — L'évolution de la maladie donne naissance à quelques phénomènes consécutifs appelés *secondaires* et qui viennent encore éclairer le diagnostic; tels sont certains produits de l'éruption vénérienne : les squames, les croûtes, puis les ulcérations et les cicatrices.

Les squames sont blanchâtres, en général plus minces, plus sèches et plus adhérentes que dans les affections squameuses simples. Elles sont surtout moins larges et sont circonscrites par un liséré blanchâtre, auquel Biett et ses élèves attachent une grande valeur. Ce liséré résulte du décollement de l'épiderme autour du point malade ; souvent son bord libre est découpé en dentelures fines et délicates.

A la suite de ces squames, mais plus ordinairement après la rupture de pustules syphilitiques, on voit se former des croûtes dures, épaisses, verdâtres, quelquefois noires et comme sillonnées, également plus adhérentes que dans les autres affections cutanées ; quelques-unes sont hérissées d'éminences mamelonnées, d'autres ont une apparence de coquillage ou d'écailles d'huîtres. Ordinairement ces croûtes sont comme les squames, entourées d'un petit liséré blanchâtre semblable à celui dont nous avons déjà parlé.

Certaines syphilides, surtout les syphilides pustuleuses et tuberculeuses, se terminent par ulcération. La forme et la disposition de ces pertes de substance sont aussi très caractéristiques. En général elles sont arrondies, comme si elles eussent été faites avec un emporte-pièce, les bords sont abrupts et taillés à pic, le fond est grisâtre et on le croirait couvert d'une fausse membrane; la peau qui entoure l'ulcère a une teinte brune cuivrée.

Les *cicatrices*, qu'elles succèdent ou non à une ulcération, peuvent, dans certains cas, révéler la nature de la maladie. En effet, elles ont une physionomie assez originale, mais jamais elles n'ont un cachet plus spécial que dans les premiers temps de leur formation. Elles sont d'abord violettes, puis bientôt elles prennent une couleur cuivrée qui s'y trouve souvent plus prononcée que dans les éruptions auxquelles ces cicatrices succèdent. En vieillissant cette couleur brune disparaît, pour faire place à la teinte blanche commune à tous les tissus inodulaires. Dans ces cas la forme peut encore, en l'absence de tout autre phénomène, révéler la nature des cicatrices. En effet, dans les syphilides tuberculeuses, quand les tubercules sont disposés en cercles circonscrivant des espaces de peau saine, chacun d'eux est remplacé par des cicatrices annulaires déprimées à leur centre. Enfin, quand les pustules ou les tubercules sont disposés en groupes confluents, on trouve sur la lisière des cicatrices, et quelquefois dans un certain rayon autour d'elles, quelque vastes qu'elles soient, des empreintes déprimées, réticulées et arrondies, rappelant la disposition des tubercules ou des pustules qui bordaient ces groupes et les entouraient comme des satellites.

Siége. — Les syphilides peuvent se montrer sur toutes les parties du corps, cependant certaines formes affectionnent, d'une manière toute spéciale, certaines régions. Ainsi on rencontre la syphilide papuleuse surtout à la partie postérieure du cou et antérieure de la poitrine ; les plaques muqueuses ont une prédilection toute particulière pour les environs des orifices naturels, pour les muqueuses et pour les régions de la peau où cette membrane est le plus fine et le plus délicate ; le psoriasis syphilitique se rencontre principalement aux mains et à la plante des pieds.

Phénomènes concomitants. — On désigne, sous le nom de phénomènes concomitants, d'autres accidents syphilitiques dont les manifestations ont lieu sur d'autres tissus que le tégument externe et en même temps que celles de la peau. Sous ce rapport, nous devons tout de suite admettre dans les syphilides une division que nous allons retrouver tout à l'heure. Nous distinguerons deux ordres de syphilides, relativement à l'époque de leur apparition, les syphilides précoces et les syphilides tardives. Les ulcérations à la gorge avec altération de la voix, les plaques muqueuses aux commissures des lèvres, à la vulve, aux ailes du nez, à l'anus, au scrotum ; des douleurs névralgiques dans la tête ; des douleurs rhumatoïdes dans les membres et dans les articulations (genoux, épaules, coudes), s'exaspérant le soir dans le lit ; la chute des cheveux et des sourcils, l'engorgement des ganglions latéraux et postérieurs du cou, sont autant de symptômes qui coïncident avec les syphilides précoces et qui sont propres à déceler leur nature, lorsque les caractères de l'éruption ne sont pas nettement dessinés.

Pour les syphilides tardives, les exostoses, les tumeurs gommeuses, les engorgements partiels de la tunique albuginée sont les phénomènes concomitants les plus constants et les plus propres à éclairer le diagnostic.

Phénomènes généraux. — L'apparition des phénomènes locaux est quelquefois précédée de symptômes généraux : il y a un léger mouvement fébrile, un peu de malaise, de l'inappétence, mais, lorsque l'éruption est accomplie, ces symptômes disparaissent et il n'est pas rare de voir des syphilides très intenses coïncider avec toutes les apparences d'une bonne constitution et d'une excellente santé. Cependant, lorsque la maladie fait des progrès et qu'elle est arrivée à l'état de cachexie, alors se développent des phénomènes généraux graves qui sont le cortége habituel de toutes les cachexies, cancéreuse, tuberculeuse, etc. : amaigrissement, faiblesse progressive, sueurs nocturnes, diarrhée colliquative, marasme, et enfin, comme dernier terme de ce triste tableau, la mort. On comprend que ces circonstances rendent le pronostic beaucoup plus sérieux et le traitement plus difficile, à cause du mauvais état du tube digestif.

Marche. — La chronicité est certainement le caractère le plus général des syphilides, mais elle ne leur appartient pas d'une manière exclusive, car elle se rencontre également dans une foule d'autres éruptions cutanées. Cependant ce qui distingue, en général, les syphilides des affections vulgaires de la peau c'est que, en se perpétuant, elles se modifient, se métamorphosent en quelque sorte et passent d'une forme à une autre. Quelques syphilides font exception à cette marche lente de la plupart d'entre elles, ce sont celles qui viennent peu de temps après la disparition des accidents primitifs ;

elles ont une évolution rapide et pour ainsi dire fugace, souvent même elles passent inaperçues du malade et du médecin, ce qui s'explique facilement par l'absence de tout symptôme local, douleur ou démangeaison.

Diagnostic. — Le diagnostic des syphilides s'établit à l'aide des caractères que nous venons de tracer : couleur, configuration, absence de douleur et de démangeaisons, forme spéciale des ulcérations et des cicatrices, siége de l'éruption, marche, antécédents et phénomènes spéciaux concomitants.

Tous ces caractères dont nous avons fait les attributs des syphilides, nous l'avons déjà dit, ne sont ni constants ni exclusifs ; par conséquent, si l'on excepte les cas peu nombreux, dans lesquels l'intensité de la couleur cuivrée ou bien une forme spéciale, comme celle de la plaque muqueuse, révèlent immédiatement la nature syphilitique d'une éruption, on ne saurait baser ce diagnostic sur un seul caractère isolé. C'est le concours et l'association de ces caractères qui fait leur valeur, de sorte que cette valeur est d'autant plus grande, je le répète, qu'ils se trouvent réunis en plus grand nombre, dans un cas déterminé.

Mais il est une vérité dont vous ne sauriez trop vous convaincre, c'est qu'il est indispensable d'avoir fait une étude approfondie des syphilides et des éruptions communes de la peau, pour bien saisir les différences de formes et d'aspects qui existent entre ces deux ordres d'affections. L'habitude de les voir, de les comparer, finit par révéler à l'observateur des caractères différentiels dont la parole ni la plume ne sauraient rendre exactement toutes les nuances. Néanmoins il y a des cas de pratique fort difficiles et fort embarrassants où la sagacité du médecin le plus habile peut être en défaut, c'est alors qu'un aveu sincère du malade pourrait déterminer la nature de l'éruption ; mais le plus souvent, au lieu de cet avéu, vous n'obtenez que des négations formelles; gardez-vous bien cependant de vous arrêter à ces affirmations néga-tives, surtout lorsque vous aurez quelque raison de soupçonner votre malade intéressé à tromper. Dans ces cas douteux le traitement est une véritable pierre de touche qui vient dé-montrer de quelle nature est une affection de la peau.

Pronostic. — Le pronostic est ordinairement favorable, lorsque le malade est soumis à un traitement convenable et fidèlement exécuté. En général, plus l'affection est récente, plus le traitement est efficace et la guérison rapide. Une des plus mauvaises conditions c'est la longue durée de la maladie et l'existence d'une cachexie. Dans ces cas il est souvent impos-sible de continuer le traitement, parce que les malades ne peuvent le supporter, à cause de la diarrhée qu'il occasionne. Somme toute, les manifestations cutanées syphilitiques sont en général moins graves que les éruptions dartreuses de la peau dont la récidive est le caractère principal.

Étiologie.—Les syphilides se développent sous l'influence du virus syphilitique introduit dans l'économie, ordinairement à la suite d'un contact infectant et plus particulièrement à là suite du coït. On doit les considérer comme des phénomènes consécutifs de la syphilis. Quoi qu'en dise M. Cazenave, jamais elles ne constituent un symptôme primitif. Quels sont les phénomènes primitifs qui précèdent les syphilides? Cette question n'est pas encore complétement élucidée, au moins pour quelques médecins. Les uns, et c'est le plus grand nombre, pensent avec M. Ricord que toute syphilide suppose la préexistence d'un chancre et d'un chancre induré sans bubon. Pour M. Legendre cette règle est trop absolue, et ce médecin distingué cite dans sa thèse inaugurale des observa-tions en apparence très concluantes et en opposition avec elle; nous-même avons observé des faits que nous avons cru pendant quelque temps conformes à l'opinion de M. Legendre, mais, en examinant plus attentivement plusieurs malades qui nous assuraient n'avoir jamais eu aucun accident primitif, nous avons presque toujours trouvé des traces de chancres qui avaient été méconnus du malade, et souvent du médecin. De sorte qu'aujourd'hui nous nous rattachons complétement et sans arrière-pensée à la doctrine de l'illustre chirurgien de l'hôpital du Midi. M. Legendre dit que sur soixante-trois cas de syphilis observés par lui, il y avait eu quatorze fois une simple blennorrhagie comme phénomène antérieur. Mais d'abord il faut se tenir en garde contre ces anomalies apparentes, dans lesquelles des syphilides se seraient développées sans chancre primitif; vous n'ignorez pas en effet combien il est difficile quelquefois d'obtenir la vérité de certains malades, soit par calcul de leur part, soit par ignorance, soit par la rapidité et la fugacité de ces accidents. Du reste dans certains cas très rares et tout à fait exceptionnels, où il n'y a véritablement pas eu de chancre extérieur, M. Ricord pense qu'il y a toujours eu un chancre larvé siégeant dans le canal de l'urèthre. Nous ajouterons encore que depuis trois ans que l'évidence des faits nous a amené à adopter la doctrine de la nécessité du chancre, comme point de départ des accidents syphilitiques, nous n'avons pas trouvé un seul fait véritablement exceptionnel. Nous avons bien constaté quelques malades, et plus particulièrement des femmes, atteints de syphilides très évidentes et qui disaient n'avoir eu aucune ulcération primitive, mais ces mêmes malades n'accusaient également aucune blennorrhagie et leurs assertions étaient tellement dénuées de vraisemblance que nous ne devions pas nous y arrêter. Le chancre nous semblerait donc la cause la plus ordinaire de la syphilis, nous dirions même la cause unique, si quelques faits très probants ne nous avaient fait croire à la contagion des plaques muqueuses et à la possibilité d'infection générale à la suite de cette contagion.

A quelle époque et combien de temps après les accidents primitifs se montrent les syphilides? Nous rappellerons ici la division que nous avons déjà établie des syphilides : en syphilides précoces ou secondaires et syphilides tardives ou tertiaires. Les premières comprennent les exanthèmes, les pustules, les papules, les squames. Les tubercules et les ulcérations profondes appartiennent aux accidents tertiaires. Comme intermédiaires et lien d'union entre ces deux ordres de phénomènes, nous avons les syphilides pigmentaires et les syphilides pustulo-crustacées. Sans doute l'apparition d'une syphilide n'a pas lieu constamment à distance fixe et invariable de la contagion, comme cela a lieu pour la variole et pour le vaccin, après l'introduction de leur virus dans l'économie; néanmoins il est certaines limites de temps en deçà et au delà desquelles on ne voit pas ordinairement se développer la plupart des éruptions vénériennes. Les syphilides précoces naissent rarement moins de six semaines après l'apparition du phénomène primitif; il est assez fréquent de les voir survenir plus tard (quatre ou cinq mois). Les accidents tardifs apparaissent généralement un an, deux ans, dix ou quinze ans après les accidents primitifs. Quand il y a un plus grand retard, ou même lorsque les phénomènes secondaires ne se sont pas montrés avant l'apparition des accidents tertiaires, c'est presque toujours grâce à un traitement mercuriel bien conduit.

Comme cause des syphilides nous indiquerons encore un autre mode d'infection, c'est l'hérédité. La syphilis héréditaire se montre ordinairement chez les enfants sous forme de syphilides; celles-ci se développent souvent quelques semaines ou bien seulement quelques mois, quelques années après la naissance; rarement elle se montre après la puberté. Nous avons vu cependant dans nos salles et à nos consultations quelques syphilides développées chez de jeunes sujets qui nous affirmaient avec une bonne foi très acceptable n'avoir jamais eu aucun rapport sexuel, et chez lesquels nous n'avons pu constater aucune trace d'accident primitif. Une remarque importante c'est que l'existence d'une syphilide chez un enfant suppose l'existence d'accidents primitifs chez la mère pendant la grossesse. A part ces causes que nous venons d'attribuer aux syphilides, il y a encore un autre ordre de circonstances qui constituent la classe des causes occasionnelles. La maladie constitutionnelle existe, mais elle est à l'état latent, et elle peut rester longtemps, même toujours, sans se manifester, s'il ne survient pas une circonstance accidentelle qui la fait éclater. Ces causes occasionnelles sont : les excès, les fatigues, les émotions morales vives. Ainsi nous avons vu, il y a quelques années, un marin affecté d'une syphilide tuberculeuse et d'ulcérations à la langue, après un naufrage dans lequel sa vie avait été en péril pendant plusieurs heures; il avait eu un chancre trente ans auparavant. Nous devons mentionner encore l'influence des saisons; les syphilides sont plus communes en été qu'en hiver. Suivant M. Legendre, le mois de juin serait le mois pendant lequel on en observerait le plus grand nombre.

Ici se présente une question bien importante, celle de la contagion des syphilides. Les syphilides sont-elles contagieuses? M. Ricord répond d'une manière absolue par la négative. Nous pensons que l'opinion de M. Ricord est vraie d'une manière générale. Cependant il existe dans la science plusieurs faits irrécusables et qui sont en opposition avec cette loi. Vidal (de Cassis) et M. Cazenave ne croient pas les syphilides exemptes de contagion, ils ont cité des observations et ils ont fait plusieurs expériences qui sembleraient prouver cette propriété contagieuse. Pour nous, ainsi que nous le dirons plus tard, nous croyons à la faculté contagieuse de quelques espèces de syphilides végétantes, des plaques muqueuses.

II. — DES DIFFÉRENTES VARIÉTÉS DE SYPHILIDES EN PARTICULIER.

Après avoir exposé les caractères généraux des syphilides, leur marche, leur diagnostic et leur étiologie, nous allons aborder l'étude des différentes variétés de ces affections. Dans la pratique, il est vrai, la chose la plus importante et la plus utile pour le traitement n'est pas de reconnaître si on a affaire à telle ou telle espèce de syphilide, mais si l'affection qu'on a à traiter est une syphilide ou une affection d'une autre nature. Du reste, il faut le dire, les caractères qui servent à différencier ces formes diverses ne sont souvent que des nuances plus tranchées dans les livres qu'au lit du malade. On pourrait donc à la rigueur faire bon marché de toutes ces distinctions, mais dans certaines limites cependant, car il y a toujours avantage autant que cela est possible, au point de vue de la science et même quelquefois au point de vue du traitement, qui peut être modifié dans quelques cas, à préciser l'espèce de la manifestation syphilitique.

Ces remarques une fois faites, nous dirons qu'on a proposé un grand nombre d'espèces de syphilides. Pour nous, en nous plaçant pour ces divisions secondaires sur le terrain des lésions anatomiques élémentaires admises par tout le monde, nous admettrons neuf variétés ou plutôt neuf espèces de yphilides qui sont :

1° Les syphilides pigmentaires ;

2° Les syphilides exanthématiques ;

3° Les syphilides vésiculaires ;

4° Les syphilides pustuleuses ;

5° Les syphilides papuleuses ;

6° Les syphilides bulleuses :

7° Les syphilides squameuses ;

8° Les syphilides végétantes ;

9° Les syphilides tuberculeuses.

1° SYPHILIDE PIGMENTAIRE OU MACULEUSE. — Cette forme de syphilide était généralement méconnue, lorsqu'il y a quelques années nous avons le premier appelé l'attention sur les altérations de coloration du tégument externe dans la syphilis. Jusqu'alors cette lésion n'avait été indiquée que d'une manière tout à fait vague. Depuis cette époque, un interne distingué des hôpitaux, M. Pillon, dont nous devons mentionner l'excellente thèse, s'est occupé avec succès de cette question et a complété son histoire. La seule différence qui existe entre les idées que M. Pillon a émises dans son travail et celles que nous professons, c'est qu'il admet deux formes secondaires de syphilides pigmentaires et que nous nous n'en reconnaissons qu'une seule. Nous croyons sa distinction d'autant plus inutile qu'elle ne repose que sur une simple différence dans la disposition et le groupement des macules.

Cette variété de syphilide est caractérisée par des taches d'un gris très marqué, à teinte de café au lait et nullement semblable à la teinte grise du pityriasis. Ces taches ne font pas de saillie au-dessus de la peau, ne présentent aucune desquamation et ne s'accompagnent d'aucune chaleur, d'aucune démangeaison. Elles sont larges comme une pièce de cinquante centimes et quelquefois d'un franc, elles ont une forme à peu près arrondie, à bords inégaux, déchiquetés, elles sont placées les unes à côté des autres et peuvent couvrir un espace assez étendu. Généralement elles restent isolées, quelquefois cependant elles se touchent et se confondent par quelques points de leur contour, surtout au cou, et figurent des marbrures liées les unes aux autres, circonscrivant des espaces de peau saine qu'elles enlacent comme dans un réseau et dont elles relèvent la blancheur, de manière à faire croire que ces taches blanches sont le siége du mal. Sur leurs limites extérieures ces marbrures se fondent graduellement, en perdant leur teinte, avec la coloration normale de la peau. Du reste la couleur grise des taches s'affaiblit progressivement à mesure que la maladie s'avance vers la guérison.

Ces macules siégent spécialement au cou dont la peau est si blanche et si fine chez la femme ; elles entourent quelquefois la totalité du cou et lui forment un collier complet; chez d'autres malades elles ne se voient que sur les parties latérales du col. On en rencontre encore sur la poitrine, en avant. Nous avons actuellement dans nos salles une malade dont la lèvre supérieure en est couverte ; on dirait, à distance, une moustache fine et peu foncée. M. Pillon en a vu sur les jambes. Jusqu'ici nous avons rencontré cette forme de syphilide exclusivement chez des femmes. M. Pillon l'a observée chez des hommes à tempérament lymphatique, par conséquent à peau fine et délicate, se rapprochant beaucoup de celle de la femme.

La syphilide pigmentaire se montre tout à fait à la fin des phénomènes secondaires, c'est donc un phénomène tardif et que nous considérons comme intermédiaire aux accidents secondaires et aux accidents tertiaires. Elle est très tenace et résiste très longtemps à la médication. Du reste aucun traitement particulier ne peut lui être opposé : elle s'effacera très lentement sous l'influence du traitement général et sa persistance pourrait servir à mesurer l'intensité de la diathèse latente.

Il suffit d'avoir observé une fois cette forme de syphilide pour ne plus l'oublier. Elle a des caractères tellement tranchés qu'il serait difficile de la confondre avec une autre affection. Elle se distingue du pityriasis par l'absence de squames et de démangeaisons ; son siége, le peu d'étendue des taches, l'entrecroisement avec les taches blanches qui figurent l'état normal de la peau, doivent la faire distinguer des éphélides qui existent rarement au cou et qui sont souvent plus larges.

Comme une autre espèce de syphilide pigmentaire, nous devons encore citer ici la teinte grise de la peau qui est observée chez les malades atteints de cachexie syphilitique. Cette coloration dépend évidemment d'une modification survenue dans le pigment. Nous ne nous arrêterons pas d'ailleurs à cette teinte, qui n'a d'importance que comme symptôme de l'altération profonde apportée à l'économie par une ancienne syphilis.

2° SYPHILIDE EXANTHÉMATIQUE. — La seconde variété de syphilide est la syphilide exanthématique ou la roséole syphilitique, c'est un des symptômes les plus fréquents et les plus précoces par lesquels se manifeste la syphilis constitutionnelle. On peut dire que cet exanthème ne manque presque jamais, quoi qu'en dise M. Cazenave, et, si on n'en retrouve pas toujours les traces, c'est que, ne réveillant aucune sensation désagréable, cette éruption peut naître et parcourir toutes ses périodes, sans que le malade et le médecin s'en soient aperçus ; souvent, en effet, il faut une circonstance fortuite pour la constater : le malade s'en apercevra par hasard, en sortant d'un bain ou bien parce que son attention sera attirée par une autre éruption plus visible et plus palpable ; d'autres fois le médecin la lui fera remarquer pour la première fois, longtemps après son début, lorsqu'il sera consulté pour une autre manifestation syphilitique, pour un mal de gorge par exemple.

Quoi qu'il en soit, cet exanthème est caractérisé par des taches de la largeur d'une lentille, d'une pièce de cinquante centimes ou d'un franc, irrégulièrement arrondies, quelquefois frangées et déchiquetées sur leurs bords, sans saillie ou à peine saillantes au-dessus de la peau. Ces macules peuvent présenter des différences de couleur et de configuration tellement tranchées qu'on serait tenté de les prendre pour autant d'éruptions diverses; de là sans doute cette variété de dénominations, sous lesquelles les ont désignées les auteurs qui ont voulu en donner une idée exacte. Cependant la coloration est presque toujours identique au fond, à l'intensité près, et les variations individuelles qu'elle peut offrir tiennent aux différences que la peau peut présenter, suivant les sujets et suivant les régions du corps. Quant à l'intensité elle offre différentes nuances, suivant l'âge et le degré d'évolution des macules : la teinte fondamentale est légèrement carminée, d'autant mieux accusée que la peau a plus d'éclat et de blancheur; mais elle peut présenter toutes les nuances du rose et du rouge; elle rappelle en général la couleur désignée sous le nom de rose de Chine. Elles ont quelquefois une couleur brune cuivrée très manifeste. Ce sont les taches du ventre qui ont le plus de vivacité, et celles des membres sont d'autant moins vives qu'elles sont plus éloignées du tronc. Quand l'éruption est arrivée à une certaine époque de son développement, cette teinte brune ou rose diminue graduellement, jusqu'à sa disparition complète. A cette période de décroissance, comme au début, ces taches sont si peu apparentes qu'il est difficile de les apercevoir, même pour des yeux exercés, et souvent on n'y réussit qu'en les regardant obliquement et à contre-jour et en ménageant certaines incidences de lumière.

Généralement elles sont en grand nombre, tantôt isolées et complétement séparées les unes des autres, disposition qui imite assez bien celle des taches de la rougeole, non pas quand cette maladie est en pleine évolution, mais quand elle est à son déclin, quand les taches commencent à s'effacer ; c'est ce qui a fait donner à l'affection qui nous occupe le nom de *roséole syphilitique*. Tantôt les macules sont confluentes et disposées en groupes formant de larges marbrures sur les parties latérales de la base de la poitrine ou figurant des cercles, des croissants, des losanges. Entrecoupées par la coloration normale de la peau, elles présentent un aspect marbré caractéristique.

La pression du doigt fait disparaître momentanément ces taches, quand elles sont encore récentes ; mais plus tard elles ne disparaissent pas. Quelquefois elles se recouvrent d'une légère desquamation qui cesse bientôt pour ne pas se renouveler.

La syphilide exanthématique se développe spécialement au tronc, à la base de la poitrine, au ventre et surtout aux flancs, quelquefois à la face interne des membres, très rarement à la figure et au cou.

L'éruption se fait tantôt rapidement en vingt-quatre ou soixante heures, tantôt d'une manière lente et progressive, en plusieurs semaines, mais dans les deux cas c'est presque toujours vers la base de la poitrine et sur les parties latérales du ventre qu'on peut constater les premières traces. Quand l'invasion est brusque, elle a lieu ordinairement à la suite d'un excès quelconque, à la suite de fatigues, après une émotion vive ou bien après un bain. Le second mode d'invasion est de beaucoup le plus fréquent, et il est rare, dans ce cas-là, que la maladie s'étende à tout le corps : le plus souvent elle est limitée à une des régions qu'elle affectionne particulièrement.

Comme dans toutes les syphilides, il n'y a ni chaleur, ni douleur, ni démangeaisons, en un mot, aucun phénomène de réaction locale.

Dans quelques cas l'exanthème syphilitique s'accompagne au moment de l'éruption des symptômes généraux qui forment le cortége habituel des fièvres éruptives : excitation fébrile, inappétence, nausées, vomissements, fatigue, courbature ; mais ces phénomènes sont généralement peu prononcés et fugaces et la santé ne tarde pas à se rétablir.

Nous avons dit que la roséole syphilitique était un des premiers phénomènes de l'infection générale par le virus syphilitique ; il est rare qu'elle se déclare avant la troisième semaine et après le troisième mois, depuis l'apparition du phénomène primitif.

Les phénomènes concomitants de cette syphilide sont nombreux. D'abord elle peut coïncider avec toutes les autres éruptions spécifiques précoces : syphilides papuleuse, papulo-pustuleuse, pustuleuse et vésiculeuse, plaques muqueuses, angine spécifique, et, comme conséquence de ces coïncidences, il y a le plus souvent engorgement des ganglions cervicaux et la chute des cheveux. Nous devons surtout mentionner les douleurs rhumatoïdes dans la continuité ou dans la contiguïté des membres, s'exaspérant le soir et la nuit, et la névralgie temporale ordinairement double, si fréquente et si pénible pour les malades, et qui dès le premier abord est si souvent confondue avec une névralgie ordinaire. Ces douleurs rhumatoïdes et la névralgie bitemporale précèdent souvent la roséole syphilitique et se continuent après son apparition ; elles sont presque toujours l'indice d'une infection profonde et elles présagent le développement ultérieur d'accidents plus graves que l'éruption actuelle.

Le *diagnostic* est presque toujours facile, parce qu'il est rare, en raison de la précocité de cet accident, qu'on ne puisse pas constater sur le malade la coexistence ou des traces irrécusables du symptôme primitif. Cependant cet élément de diagnostic peut manquer, et à la première vue on peut croire à une rougeole; toutefois on reconnaîtra cette dernière éruption à l'ensemble des phénomènes généraux bien autrement intenses, à l'état catarrhal des muqueuses oculaires, pituitaire et bronchique. Quant aux diverses espèces d'érythèmes on les distinguera de la roséole syphilitique aux saillies qu'ils forment au-dessus de la peau, et aux sentiments de cuisson et de douleur qui les accompagnent.

M. Cazenave a décrit à tort, sous le nom d'*érythème syphilitique*, une variété d'exanthème caractérisé par des taches d'un rouge intense formant une saillie assez marquée au-dessus de la peau et s'accompagnant de démangeaisons vives; autant de symptômes tout à fait étrangers à l'éruption que nous venons de décrire. En vous faisant remarquer que cet exanthème se rencontre chez les individus atteints de blennorrhagie et traités par le copahu, vous vous convaincrez facilement que cette éruption n'est autre chose que le résultat de l'action du copahu et non du virus syphilitique. C'est donc un exanthème copahique que M. Cazenave a eu grand tort de rattacher à l'affection syphilitique.

Marche. Durée. — La marche de cette affection est ordinairement aiguë, elle parcourt quelquefois son évolution en 15 ou 20 jours; d'autres fois elle persiste pendant deux ou trois mois.

Elle se termine généralement par résolution progressive. Il est rare qu'elle disparaisse par délitescence, c'est-à-dire brusquement. Cette dernière terminaison est alors due à l'apparition rapide d'une autre éruption, ou bien d'une émotion morale. Le traitement favorise singulièrement la résolution de cette maladie.

Pronostic. — Comme manifestation cutanée, c'est une éruption bénigne qui n'altère nullement le tissu de la peau; comme manifestation syphilitique, elle est plus grave; en effet, elle est l'indice d'une disposition en vertu de laquelle le malade reste toujours exposé à la reproduction de symptômes syphilitiques plus ou moins sérieux. Cependant c'est encore, de toutes les manifestations cutanées de la syphilis, celle dont le pronostic est le moins fâcheux.

3° SYPHILIDES VÉSICULEUSES. — Cette troisième variété de syphilide n'est pas commune. Elle est caractérisée par une éruption de vésicules qui peuvent affecter presque autant de formes qu'on en distingue dans les affections vésiculeuses de la peau qui ne sont pas syphilitiques. Ces vésicules offrent cette particularité spéciale, qu'elles ont une grande persistance et ne se rompent qu'au bout de plusieurs jours.

La syphilide vésiculeuse se présente sous trois aspects différents : *a, syphilide vésiculeuse eczémateuse; b, syphilide vésiculeuse varioliforme; c, syphilide vésiculeuse herpétiforme.*

a. Syphilide vésiculeuse eczémateuse. — Elle est caractérisée par des petites vésicules, tantôt disséminées, tantôt réunies en groupes, et aussi rapprochées les unes des autres que dans l'eczéma. Elles sont entourées d'une auréole de couleur cuivrée spécifique; ces auréoles se confondant par leurs bords, forment par leur réunion de larges plaques d'un rouge sombre ou brun sur lesquelles s'élèvent les vésicules. Le liquide contenu dans les vésicules peut rester transparent;

il peut être résorbé ou s'échapper de la vésicule sans fournir autre chose que des débris épidermiques. D'autres fois, le liquide se trouble, jaunit, les vésicules se rompent, mais beaucoup plus tard que dans l'eczéma ; il se forme alors des croûtes qui, en se détachant, ne laissent plus que des taches brunes plus ou moins étendues. Plusieurs poussées successives de vésicules et de croûtes peuvent prolonger la maladie plus ou moins longtemps. Mais après la chute des dernières squames, la tache brune, qui est le dernier vestige de l'affection, disparaît à son tour.

b. Syphilide vésiculeuse varioliforme. — Dans cette forme, plus commune que la précédente, les vésicules sont plus disséminées et plus grosses ; elles ont quelquefois le volume d'une lentille, et semblent être plutôt des bulles que des vésicules ; elles sont tantôt acuminées, tantôt globuleuses et quelquefois ombiliquées ; elles contiennent une sérosité qui se trouble rapidement. Autour de ces vésicules existe une auréole cuivrée bien marquée et légèrement saillante ; c'est ordinairement au milieu de cette saillie qu'on distingue la vésicule. Au bout de quelques jours, ces vésicules se rompent et sont remplacées par des croûtes assez épaisses et assez adhérentes, qui ont une coloration et un aspect vert noirâtre éminemment syphilitique. Ces croûtes tombent et laissent à leur place une petite éminence qui s'affaisse et finit par disparaître elle-même après un certain temps. Alors il ne reste plus de l'affection qu'une tache cuivrée, déprimée à son centre, qui ne tarde pas à s'effacer elle-même.

c. Syphilide vésiculeuse herpétiforme. — La syphilide, à forme d'herpès, se présente, tantôt sous l'aspect de l'herpès phlycténoïde, tantôt sous l'aspect de l'herpès circiné. Dans le premier cas, elle est caractérisée par des vésicules globuleuses à base cuivrée et disposées en groupes irréguliers ;

dans le second les vésicules moins volumineuses sont disposées les unes à côté des autres suivant un certain ordre, de manière à décrire des cercles entiers ou des segments de cercle. Ces vésicules sont également entourées d'une auréole cuivrée caractéristique, dont la teinte devient de plus en plus brune. Elles se rompent au bout de sept ou huit jours, et sont remplacées par des petites squames très fines recouvrant des taches d'une coloration également brune. Dans certains cas, la peau des malades présente une véritable teinte zébrée. Quand les squames ont disparu, restent encore les macules spécifiques qui attestent quelque temps l'existence plus ou moins éloignée d'une affection syphilitique.

Cette variété de syphilide n'a pas de siége de prédilection bien déterminé. On l'a rencontrée à la face, sur le tronc et sur les membres.

Les syphilides vésiculeuses sont toujours précoces : elles se développent entre un mois et quatre mois, à partir de l'époque de la contagion.

Comme la roséole syphilitique, ces éruptions se trouvent souvent associées avec d'autres formes de syphilides. Les phénomènes concomitants sont ceux que nous avons déjà énumérés.

Marche. — Quelle que soit la forme des vésicules, leur marche est essentiellement chronique et la maladie dure généralement plusieurs mois ; elle est ordinairement entretenue par des poussées successives.

Pronostic. — C'est une affection locale légère ; mais, comme tout accident constitutionnel, c'est un symptôme grave, parce qu'il accuse une fâcheuse infection de l'économie.

Diagnostic. — Il sera toujours facile de reconnaître cette affection à l'auréole cuivrée qui entoure les vésicules, à la saillie papuleuse qui leur sert de base, aux petites cicatrices cuivrées et pointillées qu'elles laissent souvent après elles, etc.

4° Syphilide pustuleuse. — Nous arrivons à une variété très importante de syphilide, nous voulons parler de la syphilide pustuleuse, caractérisée par l'éruption de pustules.

Cette forme de syphilide présente trois variétés secondaires, qui sont : 1° La syphilide pustuleuse acniforme ; 2° l'ecthyma syphilitique ; 3° la syphilide pustulo-crustacée.

a. Syphilide pustuleuse acniforme. — Cette variété de syphilide, à laquelle M. Cazenave a donné le nom qu'elle porte, se présente avec des caractères assez tranchés. Les pustules qui la constituent offrent deux parties distinctes : une base d'un rouge assez vif d'abord, et qui brunit plus tard et ne suppure pas, et un sommet qui seul forme la pustule proprement dite et renferme un liquide purulent qui se solidifie en petites croûtes jaunâtres ou brunes. Chaque pustule est de plus entourée d'une auréole rouge brun très marquée. L'acné syphilitique n'a pas, comme l'acné vulgaire, un siége d'élection, tantôt il est disséminé à toute la surface du corps, tantôt il occupe seulement quelques régions, le tronc, la face, les membres supérieurs. Il est rarement confluent ; quelquefois les pustules sont disposées par groupes. L'éruption peut être subaiguë ou chronique ; mais, quel que soit leur mode d'invasion, les pustules d'acné syphilitique sont généralement petites et se développent assez lentement. Elles peuvent rester quinze jours ou trois semaines dans un état tout à fait stationnaire ; alors elles se rompent et le liquide purulent qu'elles contiennent se concrète en-petites croûtes inégales, sèches, grises, jaunâtres ou brunes, et qui sont également assez longtemps à se détacher. Lorsqu'elles tombent, elles laissent à découvert, tantôt une petite saillie en forme de papule, tantôt une surface un peu déprimée, mais toujours une tache d'une couleur cuivrée très prononcée ; dans quelques cas, c'est une petite ulcération superficielle suivie d'une légère cicatrice un peu déprimée, qui se couvre souvent de débris épidermiques et qui finit par disparaître complétement.

Il n'est pas rare de voir plusieurs éruptions se succéder et la maladie se prolonger ainsi pendant plusieurs mois, surtout lorsque aucun traitement antisyphilitique ne vient enrayer sa marche.

Cette éruption ressemble beaucoup à l'acné vulgaire ; la pustule a une base qui ne suppure pas et une auréole d'un rouge foncé. Pour distinguer ces deux affections, il faut considérer d'abord le siége : l'acné se développe spécialement à la figure, à la poitrine et au dos, tandis que la syphilide acniforme n'a pas de siége de prédilection, et, si elle en avait un, ce serait plutôt les membres supérieurs. Mais les éléments de diagnostic les plus importants sont les phénomènes concomitants et antécédents. Enfin, après la chute des croûtes, la forme déprimée et réticulée de la cicatrice et la teinte cuivrée viendront encore aider le diagnostic.

b. Ecthyma syphilitique. — La seconde forme de la syphilide pustuleuse est l'ecthyma syphilitique ; plus grave que la précédente elle est aussi plus commune. Elle est caractérisée par des pustules assez larges entourées d'une auréole d'un rouge sombre ; elles ne présentent pas la base dure qu'on retrouve dans l'acné ; assez promptement ces pustules se concrètent en croûtes brunes noirâtres ; elles se développent comme les pustules d'ecthyma simple, mais elles ont une durée beaucoup plus longue. Les pustules d'ecthyma syphilitique sont ordinairement isolées et disséminées ; le cuir chevelu et les membres sont les régions où elles se développent le plus fréquemment. Quand cette affection siége au cuir chevelu, elle s'accompagne presque toujours d'alopécie ; elle se montre alors sous la forme de petites croûtes brunes arrondies , qui s'attachent au cheveux qu'elles entraînent toujours dans leur chute.

Les pustules débutent quelquefois par une tache rouge circonscrite , au centre de laquelle s'élève une vésicule ; bientôt la sérosité de cette vésicule se trouble et se transforme en pus , de sorte qu'on a une pustule d'ecthyma dont le début a été une vésicule. Le plus souvent, la pustule se développe d'emblée autour d'un ou de plusieurs follicules pileux. Cette pustule se rompt bientôt et se recouvre de croûtes brunâtres ou d'un jaune verdâtre, inégales et rocheuses. Sous ces croûtes, généralement peu épaisses, on trouve une ulcération ordinairement superficielle et circonscrite par une auréole cuivrée. Ces ulcérations ne tardent pas à se cicatriser, en laissant des stigmates légers mais quelquefois durables. Les cicatrices conservent encore longtemps la couleur spécifique.

Il n'est pas rare de voir plusieurs poussées de pustules d'ecthyma survenir successivement avant la guérison complète de la maladie. Cette éruption , comme la précédente, doit être comptée au nombre des accidents secondaires de la syphilis. Son diagnostic est généralement facile; il doit être établi d'après les caractères généraux des syphilides.

c. Syphilide pustulo-crustacée. — Cette troisième variété de la syphilide pustuleuse, désignée communément sous le nom de *rupia syphilitique,* est bien plus grave que les deux variétés précédentes : elle est caractérisée par des pustules plus volumineuses, rapprochées et groupées les unes à côté des autres. Par leur agglomération, elles forment des plaques plus ou moins larges dont la forme n'a rien de spécial. Quand ces pustules se rompent, le liquide purulent qu'elles contiennent se concrète en croûtes épaisses, adhérentes, dont l'épaisseur est augmentée incessamment par une nouvelle sécrétion. Dans certains cas, les croûtes épaisses semblent formées de plusieurs couches superposées. Elles sont généralement dures, verdâtres, brunes ou noires, rocheuses, inégales, hérissées de saillies, qui les ont fait comparer aux coquillages qu'on rencontre sur les bords de la mer ; sur quelques-unes ces saillies sont mousses et les font ressembler à des écailles d'huîtres ; à la percussion elles donnent souvent un son de pot fêlé. Tantôt elles débordent l'ulcération qu'elles recouvrent ; tantôt, au contraire, elles sont débordées par celle-ci ; quelquefois elles sont comme enchâssées dans ces pertes de substance. Quant aux ulcérations elles apparaissent, à la chute de ces concrétions, arrondies, larges, profondes, avec des bords taillés à pic et anfractueux, et un fond grisâtre : en un mot, elles ont tous les caractères des ulcères syphilitiques. Les cicatrices qui leur succèdent sont indélébiles, d'abord violacées, ensuite d'un rouge cuivré, puis blanches, et enfin tout à fait mates. Elles ont souvent un aspect réticulé et gaufré.

Il n'est pas rare de voir plusieurs poussées de pustules et de croûtes se succéder et envahir progressivement toute une région, ou même la plus grande partie du corps, et donner lieu à ces stigmates caractéristiques qui défigurent, quelquefois d'une manière hideuse, les malheureux qui en sont atteints. Cette dernière forme, qui se guérit à un endroit pour reparaître sur une partie voisine, constitue une variété de la syphilide dite serpigineuse, dont la lésion élémentaire est tantôt une pustule, tantôt un tubercule.

Les deux premières formes de syphilide pustuleuse sont des phénomènes secondaires quelquefois un peu tardifs. Ils sont accompagnés par les accidents dits secondaires : plaques muqueuses, ganglions post-cervicaux engorgés, ulcérations à la gorge, etc.

La syphilide pustulo-crustacée est bien franchement un accident tertiaire et, par conséquent, elle se trouve associée aux phénomènes concomitants qui se rattachent aux manifestations tardives de la syphilis : exostoses, tumeurs gommeuses, engorgements partiels de la tunique albuginée, etc.

Maintenant il vous sera facile de prévoir, pour ainsi dire, l'époque approximative à laquelle apparaîtra la syphilide pustulo-crustacée. Elle devra nécessairement se montrer assez longtemps après la disparition des phénomènes primitifs. Il est rare, en effet, qu'on la voie naître dans les premiers mois qui suivent cette disparition ; généralement elle ne se montre qu'au bout de quelques années, quelquefois après quinze, vingt, trente ans ; elle coïncide souvent avec la forme tuberculeuse.

Pronostic. — Pour ce qui est de la syphilide pustulo-crustacée il est toujours assez grave, soit comme lésion locale à cause des ravages que cette affection peut produire, soit comme affection générale ; elle dénote, en effet, une infection profonde et invétérée, dont il est difficile de faire disparaître complétement les effets ; l'existence de la cachexie syphilitique vient aggraver le pronostic.

Diagnostic. — Généralement le diagnostic est très facile, à cause de la physionomie particulière et des caractères spéciaux et très tranchés de la maladie et des phénomènes concomitants ; cependant il peut y avoir et il y a souvent doute ; à une certaine période de la syphilide pustulo-crustacée, la scrofule lui ressemble en effet beaucoup dans ses caractères extérieurs : c'est alors qu'il est très utile d'interroger les phénomènes antécédents et concomitants.

5° SYPHILIDE PAPULEUSE. — La syphilide papuleuse est la forme la plus commune qu'on observe et un des phénomènes secondaires les plus précoces ; elle coïncide très souvent avec la roséole syphilitique, et il n'est pas rare de la voir associée à d'autres formes encore, à la forme vésiculeuse par exemple ; nous avons déjà dit que cette polymorphie était un caractère habituel des syphilides. La syphilide papuleuse est caractérisée par une éruption de papules qui se présentent sous l'aspect de petites saillies arrondies et aplaties, n'ayant aucune tendance à s'ulcérer et différant des tubercules syphilitiques par leur volume plus petit et par l'absence d'ulcération.

Nous décrirons deux variétés de syphilide papuleuse assez distinctes par leur forme extérieure et par leur siége : 1° la syphilide papuleuse lenticulaire ; 2° la syphilide papuleuse plate.

a. Syphilide papuleuse lenticulaire. — Elle est caractérisée par des petites taches faisant au-dessus de la peau des saillies du volume et de la forme d'une lentille, et présentant un aspect luisant. La couleur varie suivant la période à laquelle on examine l'éruption : Au début elle est d'un rose rouge, quelquefois à peine rosée ; puis, au bout de quinze à vingt jours, elle ne tarde pas à devenir plus foncée jusqu'à la nuance cuivrée caractéristique. Cette teinte *sui generis* persiste quelquefois assez longtemps après la disparition des papules et devient même tout à fait brune. Dans les premiers temps la couleur disparaît sous la pression du doigt ; mais, dès que la papule est devenue sombre ou cuivrée, la pression ne la décolore pas complétement. A une certaine période de leur évolution, ces papules se couvrent de squames légères, fines et délicates, et sont entourées à leur base d'un liséré blanc dont nous avons déjà parlé, et qui résulte d'un décollement de l'épiderme ; chaque papule peut être le siége de plusieurs desquamations successives.

L'éruption se fait tantôt rapidement, tantôt d'une manière lente et insensible. Dans le premier cas, tout le corps est couvert de papules en deux ou trois jours. Mais ce mode d'invasion est très rare ; ordinairement le début de l'éruption est beaucoup moins précipité. Quel que soit son mode d'apparition, l'éruption papuleuse ne se fait pas sur tout le corps à la fois : les papules naissent par poussées successives, et souvent vous trouverez dans un point des papules naissantes, à côté des papules complétement développées, et plus loin vous en apercevrez d'autres qui touchent à leur déclin. Ce travail pathologique peut durer ainsi plusieurs mois.

En général, au bout d'un mois ou six semaines, les papules s'affaissent, on ne voit plus que des taches cuivrées qui plus tard prennent une teinte brune ; plus tard encore, il n'est pas rare de constater, à la place de la papule, une légère dépression avec une très mince cicatrice. Enfin la coloration brune disparaît elle-même, et il ne reste plus que la petite cicatrice déprimée qui à son tour ne tarde pas à s'effacer.

La syphilide papuleuse lenticulaire se montre sur le tronc, surtout dans le dos et aux flancs. Mais la région qu'elle affectionne le plus, c'est la région postérieure du cou, la nuque. On l'observe souvent aussi à la figure et sur les membres.

Ajoutons qu'en raison même de sa nature, cette éruption ne présente ni douleur, ni chaleur, ni démangeaison. Si, au début, il y a quelques légers phénomènes généraux ils ne tardent pas à disparaître. Comme pour la roséole, on voit fréquemment la syphilide papuleuse être précédée par des douleurs névralgiques dans la tête.

Les phénomènes concomitants sont divers accidents secondaires : plaques muqueuses, engorgement indolent des ganglions post-cervicaux , alopécie , érythème et ulcération de l'isthme du gosier, etc.

La *marche* de cette affection est essentiellement chronique, surtout quand aucun traitement ne vient l'enrayer ; souvent les papules restent dans un état stationnaire pendant plusieurs mois ; quelquefois la maladie se trouve prolongée par de nouvelles éruptions qui remplacent celles qui ont déjà disparu.

Diagnostic.—Rien n'est plus facile à reconnaître que cette affection. La forme et la couleur cuivrée des papules, l'absence de démangeaison, caractérisent tellement la maladie qu'avec un peu d'habitude, à la première vue on peut distinguer les papules syphilitiques, soit des autres syphilides, soit des affections cutanées ordinaires. Il ne peut y avoir embarras qu'au début ou vers le déclin de l'éruption.

La forme de syphilide qui s'en rapproche le plus est la syphilide tuberculeuse. Mais cette variété est un accident éminemment tertiaire , et elle s'accompagne ordinairement d'ulcération.

Les éruptions vulgaires qui peuvent simuler la syphilide papuleuse sont : le lichen , le prurigo , *l'acne indurata* et l'érythème papuleux. Mais le lichen et le prurigo se reconnaîtront très bien à l'absence de coloration *sui generis* de la syphilide, à la démangeaison vive qui forme leur caractère fondamental, et surtout à l'absence de phénomènes syphilitiques concomitants. Les mêmes remarques sont applicables aux deux autres affections ; de plus, dans l'érythème papuleux , les saillies sont plus considérables , la teinte vineuse que présente la peau est plus diffuse et plus étendue. Dans *l'acne indurata*, il faut noter la marche chronique et uniforme de l'éruption, et la permanence avec laquelle elle reste fixée à la partie supérieure du tronc.

Le *pronostic* est celui des affections exanthémiques et vésiculeuses : la syphilide papuleuse est une forme peu grave et qui résiste ordinairement peu à un traitement rationnel.

b. Syphilide papuleuse plate. — Cette variété secondaire de syphilide papuleuse ne diffère de la précédente que par la modification de forme et de configuration que présentent les papules. Elle est caractérisée par des saillies plus volumineuses, plus larges et moins accumulées que les papules lenticulaires. Elles peuvent avoir les dimensions d'une pièce de cinquante centimes. Au bout de quelques semaines elles perdent leur luisant et se résolvent en suivant les mêmes phases et les mêmes transformations que les précédentes. Ces papules se couvrent souvent de squames assez épaisses sur la face et dans la barbe. Le front est le siége de prédilection de cette éruption, qui se montre encore quelquefois sur le dos et dans la partie antérieure de la poitrine.

A part les légères différences que nous venons de signaler, les autres caractères sont absolument les mêmes que dans la première variété.

6° SYPHILIDE BULLEUSE. — La syphilide bulleuse, décrite encore sous le nom de pemphigus syphilitique (*pemphigus neo-natorum*), s'observe exclusivement chez les enfants nouveau-nés. Les pieds et les mains sont le principal siége de la maladie. Quelquefois elle existe au moment de la naissance, le plus souvent elle se manifeste quelques heures ou quelques jours après : ce sont d'abord des taches d'un rouge violet; puis, sur ces taches, apparaissent des bulles pouvant atteindre le volume d'un gros pois ou d'une noisette, et contenant un liquide jaunâtre d'une couleur tout à fait citrine.

Au bout de quelques jours ces bulles se rompent et donnent
lieu à des ulcérations superficielles qui se couvrent elles-
mêmes de croûtes.

A côté de ces phénomènes locaux il existe des symptômes
généraux. D'abord la maladie se développe généralement
chez des enfants qui, en apparence, présentent tous les attributs de la bonne santé; mais, quelques jours après l'apparition de la maladie, il survient de l'amaigrissement, des
vomissements, de la diarrhée et un dépérissement considérable, phénomènes qui ne tardent pas à être suivis de la
mort. Quelquefois, avant le terme fatal, plusieurs éruptions se
succèdent et prolongent ainsi la maladie. Dans des cas rares
les bulles s'affaissent, il se forme des croûtes qui se sèchent
et tombent; au-dessous de ces croûtes on trouve une cicatrice et le petit malade est guéri.

Nous devons au docteur Krauss une excellente thèse sur
cette espèce de pemphigus; mais l'auteur a eu le tort de ne
pas la rattacher à la syphilis. MM. Paul Dubois et Cazenave
sont les premiers qui aient songé à en faire une des manifestations de la syphilis constitutionnelle. M. Dubois a toujours
trouvé les parents imprégnés du virus syphilitique au moment
de la conception. Nous devons dire, toutefois, que cette opinion n'est pas partagée par tous les médecins, et que la
question ne nous paraît pas complétement jugée. Nous avons
eu à observer récemment un cas peu favorable à l'opinion
soutenue par M. Paul Dubois, c'est celui d'un pemphigus
syphilitique parfaitement tranché chez un enfant nouveau-né;
la guérison eut lieu et il nous fut impossible de trouver la
moindre trace d'antécédents syphilitique chez les parents.
M. Ricord a proposé une autre explication : on sait que le
pemphigus survient souvent chez des sujets qui ont souffert
de quelle façon que ce soit, par la misère, une mauvaise

nourriture, des chagrins , etc.; appliquant ces considéra-
tions étiologiques au pemphigus des enfants, **M.** Ricord fait
remonter la cause de cette affection à la faiblesse de la
mère, et, considérant l'utérus d'une femme malade et affai-
blie comme une habitation insalubre pour l'enfant, il pense
que le pemphigus est le résultat de ces mauvaises conditions
hygiéniques. Mais , si cette explication ingénieuse était
fondée, on devrait retrouver le pemphigus chez des enfants
petits et chétifs ; il n'en est rien : au contraire les enfants
viennent au monde forts, vigoureux , ayant toutes 'les apparences de la bonne santé et ne demandant qu'à vivre. L'affaiblissement et l'amaigrissement n'arrivent qu'après la maladie.

Nous ajouterons qu'on n'observe jamais la forme bulleuse
chez l'adulte dans la syphilis, et que c'est là encore un argu-
ment contre la nature syphilitique du pemphigus des nouveau-nés.

7° **Syphilide squameuse.** — Les affections syphilitiqués
squameuses sont assez communes. On les rencontre surtout
à la paume des mains et à la plante des pieds, sur le tronc et
sur les membres ; il faut toutefois faire attention que , dans
les affections syphilitiques, on trouve quelquefois des squames qui appartiennent à d'autres lésions élémentaires, et qui
ne sont que la dernière période de diverses éruptions antérieures.

Les syphilides squameuses sont caractérisées par l'existence de squames reposant sur une surface à coloration
brune cuivrée , qui déborde un peu au delà, de manière à
former à la plaque squameuse une auréole cuivrée. Ces
squames sont assez adhérentes et présentent, comme caractère
général mais non pas constant, l'existence à leur pour-

tour d'un liséré blanchâtre, sur lequel Biett insistait beaucoup.

La syphilide squameuse affecte trois formes différentes constituant trois variétés, qui sont : *a*, la *syphilide circinée* ou *lèpre syphilitique ;* *b*, le *psoriasis syphilitique ; c*, la *syphilide cornée.*

a. Syphilide circinée. — Le principal caractère de cette affection est sa disposition circulaire. L'éruption forme des cercles ou des segments de cercle, du diamètre d'une pièce d'un franc environ et qui sont constitués par de légères saillies d'un rouge brun sur lesquelles on voit des squames fines, blanches, minces et non imbriquées, configuration qui suffit pour la différencier de la lèpre vulgaire ordinaire. Ces cercles ou segments de cercle persistent pendant un certain temps, puis la saillie diminue, les squames s'effacent, et il reste une tache dont la coloration augmente d'intensité, et prend de plus en plus la teinte cuivrée spéciale. Cette tache, à son tour, diminue et s'efface bientôt complétement; quelquefois, avant sa disparition, il y a plusieurs desquamations successives dans lesquelles les squames sont de plus en plus fines.

Le cou et les membres sont le siége d'élection de cette variété de syphilide squameuse ; on l'observe aussi aux lèvres et au menton.

La lèpre vulgaire syphilitique est ordinairement un phénomène secondaire, qui s'accompagne le plus souvent d'une autre affection de la même série : plaques muqueuses, ganglions post-cervicaux, etc.

b. Psoriasis syphilitique. — A côté de cette lèpre vulgaire syphilitique, nous placerons le psoriasis syphilitique, caractérisé par des saillies ordinairement arrondies ou ovalaires, d'autres fois par des cercles ou des segments de cercle irréguliers. Ces saillies, d'un rouge brun cuivré, sont couvertes de squames qui ne sont ni imbriquées ni épaisses comme dans le psoriasis ordinaire, mais beaucoup plus minces. Les plaques n'ont pas généralement une grande étendue, et elles sont séparées les unes des autres par des intervalles sains.

Au bout d'un certain temps, les saillies brunes s'affaissent, les squames tombent, puis il reste, comme toujours, de simples taches qui disparaissent elles-mêmes un peu plus tard.

Le psoriasis est souvent associé avec d'autres formes de syphilides secondaires et particulièrement à la forme papuleuse; il semble même, dans certains cas, que la forme squameuse soit consécutive aux papules qui s'effacent peu à peu pour faire place aux squames. Il se présente ordinairement à une époque peu éloignée de la contagion.

Diagnostic. — Le psoriasis syphilitique se reconnaît principalement par la couleur cuivrée des plaques, par leur peu d'étendue, par le peu d'épaisseur des squames et par la coïncidence de quelque autre phénomène syphilitique bien évident.

Il est vrai que dans le psoriasis commun vous trouvez souvent des taches avec une rougeur cuivrée et des squames disposées de la même manière; mais on doit se rappeler alors que le psoriasis vulgaire siège spécialement aux genoux et aux coudes, ce qui n'a pas lieu dans la syphilis; et c'est surtout dans ces cas douteux qu'on voit apparaître l'importance des phénomènes concomitants qu'on rencontre généralement associés au psoriasis spécifique.

Le psoriasis peut encore se présenter avec un autre cachet tout particulier qu'il emprunte à son siége spécial, aux mains et aux pieds. Il n'est pas rare en effet de voir la syphilide squameuse revêtir la forme du *psoriasis palmaria* et *plan-*

taria. La présence isolée du psoriasis dans ces régions est toujours une très forte présomption en faveur de sa nature syphilitique. Dans cette affection, la paume des mains et la plante des pieds sont sillonnées par des gerçures, par des fentes et par de véritables rhagades qui s'étendent quelquefois jusqu'aux bords de ces régions, jusqu'au poignet et jusqu'au-dessus des malléoles. Il existe également le plus souvent autour des squames un liséré rouge brun tout particulier ; l'éruption affecte quelquefois la forme circulaire ou demi-circulaire. Enfin les squames sont plus minces et plus fines que dans le psoriasis ordinaire.

c. Syphilide cornée.—Cette forme s'observe ordinairement aussi à la paume de la main et à la plante des pieds. Elle est caractérisée par des petites plaques arrondies, à peine saillantes et entourées d'une auréole d'un brun cuivré très marqué. L'épiderme est racorni, dur et rend à la percussion de l'ongle un son mat et sec : si l'on cherche à enlever cet épiderme, on s'aperçoit facilement qu'il est transformé en une véritable production cornée enfoncée profondément dans l'épaisseur du derme ; cette production cornée a beaucoup de ressemblance avec l'altération épidermique désignée sous le nom de cor. Elle a des caractères tellement tranchés qu'il suffit de l'avoir vue une seule fois pour ne plus l'oublier et pour ne jamais la confondre avec une autre affection de la peau. On rencontre quelquefois à la paume des mains et à la plante des pieds des taches brunes et violacées, également de nature syphilitique, et qui pourraient seules embarrasser un médecin peu attentif ou peu exercé au diagnostic des maladies de peau ; mais elles n'ont de commun avec la variété de syphilide dont nous nous occupons que la coloration et le siége.

La forme de syphilide cornée n'est pas très rare ; c'est un

phénomène secondaire qui se développe peu de temps après la disparition de l'accident primitif; il est ordinairement associé avec la *syphilide papuleuse* et je pense même que cette forme décrite par tous les auteurs comme une maladie squameuse, n'est qu'une éruption papuleuse qui doit son aspect particulier à l'épaisseur de l'épiderme des régions où se développent les papules. Dans ces diverses formes squameuses, comme dans toutes les syphilides, il n'y a ni douleurs ni démangeaisons.

8° SYPHILIDE VÉGÉTANTE. — Il y a deux espèces de syphilide végétante : *a.* les *plaques muqueuses*, *b.* les *excroissances syphilitiques*.

a. Plaques muqueuses. — La plus commune, la plus importante de ces deux variétés est certainement la plaque muqueuse décrite encore sous le nom de *syphilide papuleuse humide*, de tubercules plats, etc. La plaque muqueuse est caractérisée par des saillies arrondies ou ovalaires, d'une consistance molle rappelant celle des membranes muqueuses, caractère qui lui a valu son nom. Tantôt entourées d'une auréole rouge, tantôt sans auréole, les plaques muqueuses débutent par un léger boursouflement avec rougeur de la partie qui doit en être le siége; bientôt l'épiderme s'enlève et laisse en disparaissant une surface tantôt rouge et saignante, tantôt recouverte d'un enduit grisâtre, pultacé, résultant d'une sécrétion plastique muco-purulente. Elles exhalent habituellement une odeur fade et fétide extrêmement désagréable. Sur les muqueuses, les papules humides font souvent une saillie à peine appréciable, d'autres fois la base sur laquelle elles reposent est indurée, ses bords deviennent très saillants, se renversent, et alors elles passent à l'état de véritables condylomes. Enfin, au lieu d'être saillantes, les plaques muqueuses sont quelquefois déprimées à leur centre, sans boursouflement de leurs bords. Leur surface peut présenter dans des cas rares des fissures, des érosions et même de petites ulcérations.

Contrairement à ce qu'on observe dans les autres syphilides, celles-ci s'accompagnent de démangeaisons ardentes et de douleurs parfois vives, surtout lorsqu'elles siégent à l'anus, à la vulve ou dans les espaces interdigitaux. Les plaques muqueuses peuvent même devenir le point de départ d'une inflammation et donner lieu à des abcès; c'est ce qu'on observe quelquefois sur les grandes lèvres.

La plaque muqueuse est peut-être la plus commune de toutes les éruptions syphilitiques; elle est souvent le premier symptôme de la syphilis constitutionnelle; elle vient s'associer à la plupart des syphilides précoces.

Cette affection est plus fréquente chez la femme que chez l'homme. Les régions où elle se développe le plus fréquemment sont : chez la femme, la vulve, les grandes et les petites lèvres; chez l'homme, le prépuce, le scrotum, et dans les deux sexes, l'anus, le pourtour de la bouche, les commissures et la face interne des lèvres, les amygdales, le pharynx, les piliers du voile du palais et la langue; on l'observe encore à la face interne des cuisses, aux ailes du nez, aux aisselles, à l'ombilic, en un mot sur toutes les muqueuses qui sont au contact de l'air et sur les parties de la peau qui, par leur état de chaleur et d'humidité habituelles, se trouvent dans des conditions analogues à celles des muqueuses. Notons aussi que le frottement est une condition favorable pour leur développement. On a encore vu des plaques muqueuses se développer sur d'autres points du corps : sur le cuir chevelu et sur le front, par exemple.

Le plus souvent, la plaque muqueuse apparaît sur une

partie de peau ou muqueuse primitivement saine. Dans des cas plus rares, elle vient en quelque sorte se greffer sur un chancre encore ulcéré ou sur un chancre cicatrisé.

b. — A côté des plaques muqueuses, nous placerons les excroissances syphilitiques : *verrues, choux-fleurs, condylomes,* etc. L'aspect et la forme de ces excroissances sont très variables. Tantôt elles conservent la couleur du tissu sur lequel elles sont implantées, tantôt elles sont d'un rouge vif, framboisé. Souvent elles forment de petites tumeurs de la grosseur d'un grain de chènevis; tantôt elles ont le volume d'une noix, et plus; elles sont sessiles ou pédiculées; d'autres fois, elles forment une masse qui ressemble à une crête de coq ou à un chou-fleur ; et ce sont ces variétés de forme et d'aspect qui leur ont valu les différents noms sous lesquels on les a désignées. Tout en admettant la nature syphilitique de ces excroissances dans la majorité des cas, il ne faut pas oublier que bien souvent on observe à l'anus et à la vulve des excroissances parfaitement semblables à celles que nous venons de décrire, sans qu'il soit possible de constater la moindre trace de syphilis, soit dans l'état actuel, soit dans les antécédents des sujets qui les présentent.

9° Syphilide tuberculeuse. — On désigne sous le nom de tubercules syphilitiques de la peau des tumeurs arrondies, d'une consistance assez ferme, du volume d'un pois et quelquefois d'une noisette, avec coloration d'un rouge cuivré caractéristique, et existant sans douleur ni prurit.

La syphilide tuberculeuse n'est pas la plus fréquente des syphililides ; c'est une des plus rares et en même temps des plus graves.

C'est une syphilide tardive qui appartient à l'ordre des phénomènes tertiaires. Il est rare qu'elle apparaisse comme premier accident constitutionnel : elle se montre ordinairement après des symptômes syphilitiques de différentes formes; il n'est pas rare de la voir se développer chez des sujets qui ont eu des accidents syphilitiques, quinze, vingt et trente ans auparavant et qui, pendant ce long intervalle, ont eu tous les attributs de la bonne santé. Elle peut occuper toutes les parties du corps, mais elle se développe particulièrement à la face, à la partie postérieure du tronc, à la région scapulaire et à la face dorsale des membres supérieurs et inférieurs.

Les tubercules syphilitiques siégent dans les couches profondes du derme ou dans le tissu cellulaire sous-cutané. Ils débutent par un engorgement des cônes celluleux de la face interne de la peau ou du tissu cellulaire qui double cette membrane. Suivant leur disposition et leur mode de terminaison, les tubercules syphilitiques présentent, d'après les auteurs qui les ont décrits, quatre variétés distinctes : *a.* la *syphilide tuberculeuse en groupes, b.* la *syphilide tuberculeuse disséminée, c.* la *syphilide tuberculeuse perforante,* d. la *syphilide tuberculeuse serpigineuse.* — Nous allons décrire tous ces différents aspects, en faisant toutefois une réserve pour la syphilide tuberculeuse disséminée, qui nous paraît véritablement n'être qu'une syphilide papuleuse exagérée.

a. Syphilide tuberculeuse en groupes. — C'est la variété la plus commune ; dans cette forme les tubercules se présentent sous des aspects très divers. Les uns, petits, durs au toucher, ne font qu'un léger relief au-dessus de la peau ; mais leur base paraît en occuper toute l'épaisseur ; la plupart sont plus gros, ils atteignent le volume d'un pois, d'une noisette ou d'une petite noix. Leur disposition est quelquefois très irrégulière, mais, le plus ordinairement, ils se rapprochent plus ou moins de la forme circulaire et forment par leur rapprochement et leur disposition des cercles ou des segments de cercle. L'aire du cercle ordinairement débarrassée de tubercules est toujours d'une couleur plus foncée que la peau saine ; très souvent même elle est occupée par une cicatrice légère, d'un rouge sombre, cuivré, couverte ou non de squames. Voici comment se forment ces cercles : un ou plusieurs tubercules apparaissent d'abord sur un point circonscrit ; au bout d'un certain temps ils s'affaissent et se résolvent le plus souvent avec cicatrice. Pendant que ces tubercules se flétrissent, d'autres naissent autour d'eux et le cercle se trouve ainsi formé, avec les caractères que nous venons d'indiquer. Plusieurs générations de tubercules peuvent se succéder de cette manière en opérant une extension centrifuge. Il peut se faire que la maladie guérisse sur un ou plusieurs points de la circonférence tandis qu'elle continue son évolution sur d'autres points ; la disposition circulaire se trouve ainsi interrompue et l'on voit alors des segments de cercles au lieu de cercles complets. Les tubercules qui composent un anneau sont parfois très distincts les uns des autres, mais souvent aussi ils se confondent par leurs bords et, en se réunissant, ils forment un bourrelet continu dans toute son étendue.

A leur début, ces tubercules sont d'une couleur rouge assez vive ; plus tard, on voit apparaître la couleur cuivrée spéciale aux éruptions syphilitiques. En même temps, la surface des tubercules est tendue, lisse, luisante. L'épiderme fin et transparent qui les recouvre, laisse trancher leur couleur cuivrée sur celle de la peau voisine.

La marche de cette affection est essentiellement chronique. Les tubercules se développent lentement sans chaleur ni douleur, sinon dans certains cas exceptionnels, à la suite de fatigue, d'excès de boisson.

La durée des tubercules est toujours fort longue. Il arrive

souvent qu'un ou plusieurs groupes de ces petites tumeurs disparaissent dans un point, tandis qu'un autre se montre dans une autre région, et par cette succession d'éruptions la maladie peut être prolongée pendant longtemps.

Le plus souvent cette maladie se termine par résolution; les tumeurs s'affaissent, leur surface devient squameuse et leur place n'est bientôt plus accusée, d'abord, que par une tache de couleur spécifique; puis à cette tache succède, en dernier lieu, une cicatrice déprimée, indélébile. Cette cicatrice prouve que la peau, sans être ulcérée, a cependant été profondément altérée dans sa texture. D'autres fois, le centre des tubercules se ramollit: il survient des ulcérations arrondies, recouvertes de croûtes d'un vert noir. Plus tard la cicatrisation survient également avec une cicatrice déprimée, violacée d'abord, qui blanchit plus tard.

La syphilide tuberculeuse en groupe se présente surtout au visage, aux lèvres, au menton, autour des ailes du nez. C'est un phénomène syphilitique tardif qui est observé ordinairement plusieurs années après l'infection.

Le diagnostic de cette forme est ordinairement facile, le siége de l'éruption, la couleur cuivrée, la disposition arrondie, l'absence de phénomènes locaux, sont les caractères principaux à l'aide desquels on peut la reconnaître.

b. Syphilide tuberculeuse disséminée.—On a donné le nom de syphilide tuberculeuse disséminée à une éruption caractérisée par le développement de tubercules arrondis, du volume d'un pois, luisants, d'un rouge sombre et disséminés sur diverses régions, principalement sur la figure, sur le tronc et sur les membres supérieurs. Ces tubercules, dont quelques-uns sont disposés de manière à figurer des cercles plus ou moins réguliers, se recouvrent, au bout d'un certain temps, d'une fine squame blanche et mince; ils ne sont pas sus-

ceptibles de s'ulcérer ; ils disparaissent, en laissant une petite
tache brune déprimée, puis une légère cicatrice qui ne persiste pas ordinairement. Cette éruption ne s'accompagne ni
de douleur, ni de démangeaisons. C'est un phénomène secondaire qui survient plusieurs mois seulement après le phénomène primitif ; on la rencontre associée avec d'autres éruptions précoces et particulièrement avec la syphilide papuleuse.
Pour nous, la syphilide tuberculeuse disséminée n'est, à vrai
dire, qu'une syphilide papuleuse exagérée : l'association fréquente de cette dernière forme, l'époque d'apparition des
tubercules, l'absence d'ulcération et de cicatrices profondes
et durables, sont autant de raisons pour séparer les tubercules disséminés des autres formes tuberculeuses et pour les
rapprocher des éruptions papuleuses.

c. Syphilide tuberculeuse perforante. — Nous arrivons à
une variété de syphilide tuberculeuse beaucoup plus grave
que les deux précédentes. Ordinairement, elle débute par
l'apparition sur différents points du corps, mais plus particulièrement sur la face et sur les membres, de tubercules du
volume d'une noisette, d'une noix et même d'un œuf de
poule, dont la coloration présente toutes les nuances déjà
indiquées dans les deux premières variétés : rouge vif, rouge
sombre, cuivré, etc. Ces tubercules, en nombre variable, quelquefois tout à fait isolés, d'autres fois réunis deux, trois ou
quatre ensemble; dans ce dernier cas, ils sont tantôt irrégulièrement disséminés, tantôt disposés circulairement. Jamais
ils ne couvrent toute la surface du corps à la fois, et lorsqu'on
trouve des malades dont tout le corps est, pour ainsi dire,
couvert de cicatrices syphilitiques, qui semblent se rapporter
à cette variété de syphilide, on doit supposer qu'il y a eu
plusieurs éruptions successives.

Au bout de quelque temps, les tubercules, d'abord **pleins et** durs, se ramollissent, la peau s'altère et s'amincit, puis se perfore et on a une ulcération plus ou moins profonde à fond grisâtre et sanieux, à bords taillés à pic. Ces ulcérations se couvrent de ces croûtes dont nous avons déjà parlé, à propos des syphilides pustuleuses, et qui sont d'un noir verdâtre, souvent tout à fait noires, rugueuses et inégales. Elles acquièrent une épaisseur parfois considérable et, nous l'avons déjà dit, recouvrent les ulcérations soit complétement, soit en partie seulement. Ces croûtes peuvent tomber et se renouveler plusieurs fois, et pendant tout ce temps, les ulcérations sur lesquelles elles reposent, sans s'étendre en superficie, gagnent en profondeur et rongent tous les tissus qu'elles rencontrent à la manière des scrofulides perforantes. Les cartilages, les os eux-mêmes ne peuvent arrêter leur marche destructive; c'est ainsi qu'on voit les joues et les lèvres perforées, les cartilages du nez détruits, la voûte palatine ulcérée et une large communication établie entre la cavité buccale et les fosses nasales. De là ces difformités horribles et ces incommodités hideuses qui affectent ces malheureux et en font un objet de dégoût pour eux-mêmes et pour les personnes qui les entourent.

Pour compléter le tableau de cette hideuse maladie, nous ajouterons que, comme dans les autres variétés de syphilis, il n'y a ni douleur, ni cuissons, ni prurit; on s'étonne véritablement, à bon droit, qu'une maladie si grave puisse se développer sans présenter de réaction locale ou générale. Il n'est pas rare cependant, malgré l'absence de la douleur, d'observer une altération plus ou moins grave de la constitution, une cachexie qui appartient à l'époque de la syphilis à laquelle se développent ces tubercules. L'affection arrivée à ce degré d'intensité peut encore guérir soit spontanément, soit sous l'influence d'un traitement convenablement dirigé. Les ulcérations se détergent, leurs bords s'affaissent, le fond bourgeonne, tend à se rapprocher de la superficie et alors la cicatrisation se fait, mais les malades présentent des circatrices difformes, déprimées, froncées et indélébiles. Lorsqu'elles sont récentes, elles sont d'une couleur rouge sombre violacée caractéristique, plus tard elles blanchissent et prennent une couleur d'autant plus mate, qu'elles sont plus anciennes; quelques-unes de ces cicatrices sont lisses, unies, mais la plupart sont inégales et sillonnées de brides inodulaires ; il est rare qu'elles soient de niveau avec la peau, presque toujours elle sont déprimées. La forme, l'étendue et l'aspect de ces cicatrices suffisent généralement pour révéler leur nature.

La syphilide tuberculeuse perforante peut siéger sur toutes les parties du corps, mais elle a une prédilection pour la face et pour le nez.

C'est un phénomène tertiaire qui coïncide rarement avec d'autres éruptions, mais qui s'accompagne souvent d'exostoses, de tumeurs gommeuses et d'un état général cachectique. Il apparaît rarement avant dix-huit mois ou deux ans après l'éruption ; on le voit souvent se développer de longues années après la disparition des accidents primitifs.

Le *diagnostic* est généralement facile, quelle que soit l'époque de la maladie. La forme et le volume des tubercules, l'aspect des ulcérations et des croûtes, les phénomènes antécédents et concomitants, la marche de l'affection, le caractère même des cicatrices, seront autant de signes qui serviront au médecin à dévoiler la nature du mal.

Le *pronostic* est grave ; la syphilide perforante est une maladie longue, elle s'étend en profondeur, on a souvent de la peine à arrêter ses progrès, elle ne guérit qu'au prix de cicatrices très apparentes ; la coexistence de phénomènes de cachexie augmente encore de beaucoup leur pronostic. Cependant, en l'absence de l'altération de la constitution, un traitement rationnel, longtemps et habilement exécuté, peut triompher du mal et amener la guérison d'ulcérations très profondes.

d. Syphilide tuberculeuse serpigineuse.—Cette quatrième variété de syphilide est, comme la précédente, caractérisée par sa tendance extrême à s'étendre. Elle en diffère en ce qu'au lieu de s'étendre en profondeur, elle gagne en superficie. Elle débute d'abord par plusieurs tubercules, tantôt irrégulièrement disposés, tantôt rangés en cercle et souvent mélangés à des pustules. Ces tubercules se ramollissent promptement, les pustules se rompent, et il en résulte des ulcérations ordinairement assez superficielles qui se couvrent de croûtes noires, inégales et épaisses. Au bout d'un certain temps, ces croûtes se détachent spontanément, et laissent voir une cicatrice violacée un peu inégale ; mais, en même temps, il se développe dans le voisinage, d'autres tubercules ou d'autres pustules qui vont s'ulcérer encore, pendant qu'une troisième génération va se montrer plus loin, pour subir les mêmes phases. Tantôt cette extension de la maladie a lieu sans présenter d'interruption, et c'est la même plaque qui progresse et gagne en s'élargissant ; d'autres fois, c'est dans une région plus ou moins éloignée qu'on voit apparaître une nouvelle éruption. Le plus ordinairement, ces poussées ont lieu à des époques assez rapprochées les unes des autres, et se succèdent, pour ainsi dire, de manière qu'on rencontre souvent des malades présentant tous les âges de la maladie : lésions élémentaires, tubercules ou pustules, ulcérations et croûtes, cicatrices violacées, puis cicatrices blanches réticulées déjà anciennes.

Autour de l'éruption serpigineuse il existe une auréole

cuivrée bien distincte, sa configuration est presque constamment arrondie ou ovalaire; il n'y a ni douleur, ni démangeaison, en un mot, on rencontre tous les caractères généraux des syphilides. La santé générale est quelquefois conservée, mais cependant il peut y avoir des phénomènes de
cachexie.

Le propre de cette variété de syphilide tuberculeuse est
d'aller en serpentant comme son nom l'indique.

La marche, la durée, le diagnostic et le pronostic ne nous
présentent aucune considération nouvelle. La syphilide serpigineuse appartient aux phénomènes tertiaires. Nous n'avons
rien à ajouter sur ce que nous avons dit à ce sujet dans la
variété précédente : la syphilide serpigineuse est cependant
moins grave; elle cède plus vite au traitement et laisse des
cicatrices moins profondes. Du reste ces deux formes sont
souvent associées.

TRAITEMENT DES SYPHILIDES.

Le traitement des syphilides est celui de la syphilis en
général. Le médecin doit d'abord combattre l'état général;
or, il ne peut y arriver que par les antisyphilitiques. Mais
à côté de ce traitement général, il y a quelques précautions
spéciales qu'on ne doit pas négliger.

Les principaux moyens employés sont les préparations
métalliques; on a préconisé les préparations d'argent et d'or,
mais ces moyens sont trop souvent infidèles, aussi sont-ils
généralement délaissés maintenant. L'antisyphilitique, par
excellence, c'est le mercure : administrez une préparation
mercurielle quelle qu'elle soit : liqueur de Van-Swieten, pilules de Dupuytren, de Sédillot, etc., et vous serez presque
toujours sûrs de réussir. Cependant, nous devons dire que,

selon nous, la meilleure manière de donner le mercure, c'est
de le donner sous forme de proto-iodure d'après la formule
suivante :

<pre>
Proto-iodure d'hydrargyre............   1 gramme.
Thridace...........................   2 grammes.
F. s. a. 40 pilules.
</pre>

On donne d'abord une, puis deux, trois, quatre pilules par
jour, on ne dépasse presque jamais cette dernière dose. En
même temps, on ajoute à la préparation mercurielle les accessoires ordinairement employés dans la syphilis : tisanes de
gaïac, de salsepareille, de saponaire ou de houblon.

Les moyens que nous venons d'indiquer suffisent dans les
syphilides exanthématique, vésiculaire, pustuleuse; mais il
y a d'autres syphilides dans lesquelles les préparations mercurielles ne suffiraient pas : il faut y joindre l'iodure de potassium.

Comme vous le voyez, les syphilides, sous le rapport du
traitement mercuriel, se divisent en deux classes : les unes,
ce sont les syphilides secondaires, cèdent au traitement mercuriel seul ; celles de la seconde classe, qui comprend les manifestations tardives de la syphilis, celles qui appartiennent
à un âge avancé de la syphilis, tubercules et pustules d'ancienne date, réclament les préparations mercurielles et
iodurées.

Le meilleur moyen d'associer les préparations mercurielles
et l'iodure de potassium, c'est d'administrer ces deux remèdes
séparément à des heures différentes; l'iodure de potassium
est pris avec la tisane, par exemple, dans de la tisane de
houblon. On donne 1 ou 2 ou 3 grammes d'iodure de potassium par litre de tisane, et 1 ou 2 pilules de proto-iodure de
mercure par jour.

Nous nous sommes quelquefois bien trouvé dans les syphilides tuberculeuses, surtout dans la variété perforante, de l'emploi de la préparation suivante :

Eau distillée..................... 250 grammes.
Iodure de potassium................ 16 —
Bi-iodure de mercure .... 0,05 ou 0,10 centigr.
Une cuillerée à bouche dans une tasse de tisane.

Quelques topiques sont aussi employés : ce sont simplement, dans certains cas, des lotions émollientes ou des cataplasmes pour faire tomber les croûtes ; mais, quand ces croûtes sont dures et recouvrent des ulcérations profondes, il ne faut pas les faire tomber tout de suite, il vaut mieux auparavant modifier l'état général. En agissant ainsi, il arrive souvent que les ulcérations guérissent sous les croûtes, et que celles-ci, n'étant plus retenues, tombent d'elles-mêmes et laissent à leur place des cicatrices déjà formées.

Dans quelques cas de syphilide tuberculeuse perforante ou serpigineuse et même aussi d'ulcération d'ecthyma syphilitique, on emploie avec avantage, pour faciliter et hâter la cicatrisation des plaies ulcérées, une pommade dont voici la formule :

Axonge......................... 30 grammes.
Proto-iodure d'hydrargyre.......... 0,50 centigr.

Quelquefois aussi, dans les mêmes circonstances, on hâte la cicatrisation par des cautérisations faites avec le nitrate d'argent.

Enfin, dans les syphilides qui sont longues à disparaître et surtout lorsque la constitution générale du sujet paraît altérée, il faut conseiller une saison aux eaux minérales, et choisir de préférence les eaux minérales sulfureuses, telles sont celles de Baréges, de Bagnères-de-Luchon, d'Uriage, etc. Elles sont très efficaces aussi pour consolider la guérison qui n'est pas encore parfaite. Mais, si la maladie est encore apparente, il est nécessaire de continuer ce traitement mercuriel pendant l'administration des eaux. Les eaux minérales sulfureuses sont encore indiquées dans une autre circonstance, c'est lorsqu'on est dans l'indécision sur la nature précise d'une affection cutanée et que les caractères syphilitiques ne sont pas très tranchés. Si la maladie est syphilitique, les eaux auront pour effet de faire apparaître quelque symptôme bien caractéristique, et surtout les eaux sulfureuses, car elles jouissent de cette propriété révélatrice à un très haut degré; il en est de même des eaux de Louesche, quoiqu'elles ne contiennent pas de soufre.

Dans le traitement ordinaire, on doit encore ajouter à ce que nous avons déjà dit, les bains simples et sulfureux. Pour les enfants et pour les personnes qui ne peuvent pas supporter le mercure à l'intérieur, on le remplace ordinairement par les bains de sublimé. Enfin on pourra prescrire les pommades au calomel, certaines lotions astringentes dans les plaques muqueuses, les caustiques dans les végétations, l'huile de cade dans certaines formes squameuses et tuberculeuses.

Comme accessoire important, nous indiquerons encore le traitement hygiénique qui comprend l'abstention de tout aliment excitant, de vin pur, de café, de liqueurs, l'absence de fatigue et de veilles. C'est quelquefois faute de vouloir se soumettre à ces règles que des malades attendent longtemps leur guérison, malgré l'administration des médicaments convenables.

FIN.

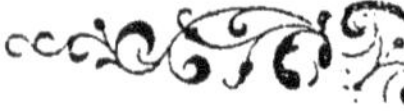

LIBRAIRIE F. CHAMEROT.

Leçons théoriques et cliniques sur les affections cutanées parasitaires professées par le docteur Bazin, médecin de l'hôpital Saint-Louis, rédigées et publiées par A. Pouquet, interne des hôpitaux, revues et approuvées par le professeur, 1 vol. in-8 orné de 5 planches sur acier. Prix. 5 fr.

Traité théorique et pratique de l'art des accouchements par P. Cazeaux, Chevalier de la Légion d'honneur, membre de l'Académie impériale de médecine, etc. Ouvrage adopté par le conseil de l'Instruction publique et placé, par décision ministérielle, au rang des livres classiques destinés aux Élèves sages-femmes de la Maternité de Paris. — Sixième édition, 1 vol. grand in-8, 1050 pages, orné de 4 planches sur acier et 130 planches intercalées dans le texte, dessinées par Léveillé, gravées sur bois par Badoureau. — Prix : 11 fr.

Traité pratique d'anatomie médico-chirurgicale, par M. Richet, chevalier de la Légion d'honneur, professeur agrégé à la Faculté de médecine de Paris, etc., 1 vol. grand in-8, avec planches intercalées dans le texte, dessinées par Léveillé, gravées sur bois par Badoureau. — Prix : 12 fr.

Éléments de chirurgie opératoire, ou traité pratique des opérations, par Alphonse Guérin, chirurgien des hôpitaux de Paris, etc. Deuxième édition, 1 vol. in-18 jésus, avec 295 figures intercalées dans le texte, dessinées par Léveillé, gravées sur bois par Badoureau. — Prix : 7 fr. 50

Traité de toxicologie générale et spéciale, médicale, chimique et légale, par C.-P. Galtier, D.M.P, professeur de pharmacologie, etc.

Toxicologie générale, 1 vol. in-8. Prix : 4 fr. 50.

Toxicologie médicale, chimique et légale, 2 vol. in-8. Prix : 15 fr.

Chacun de ces traités se vend séparément.

Nouveau traité théorique et pratique sur l'art du dentiste, par M. J. Lefoulon, chirurgien dentiste. 1 vol. in-8 avec 130 figures sur bois gravées par Badoureau. — Prix, broché : 4 fr.

Introduction à l'étude de la chimie par le système unitaire, par M. Gerhardt, professeur à la Faculté des sciences de Strasbourg. 1 volume grand in-18 avec planche. — Prix, broché : 4 fr.

Médecine préventive, ou Organisation du service sanitaire, par J. Panet, D. M. P. 1 vol. in-18. Prix : 3 fr

Cure radicale des rétrécissements du canal de l'urèthre, critique des doctrines contemporaines, par le docteur Debeney. 1 vol. in-8. Prix : 3 fr.

Manuel de la métallurgie du fer, par C.-J.-B. Karsten. 2 volumes in-8 (épuisé) Prix : 24 fr.

Inspirations pulmonaires, ou fumigations internes. Guide pratique de la méthode thérapeutique du docteur J.-M. Richard Desruez. 1 volume in-12. Prix : 3 fr.

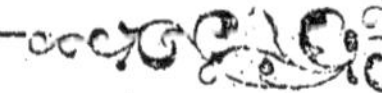

Paris. — Imprimerie de L. Martinet, rue Mignon, 2.